|任应秋医学丛书|

医学启源

金·张元素 著
任应秋 点校
任廷革 整理

中国中医药出版社
·北京·

图书在版编目（CIP）数据

医学启源 /（金）张元素著；任应秋点校；任廷革整理 . —北京：中国中医药出版社，2019.5（2021. 4 重印）

（任应秋医学丛书）

ISBN 978 – 7 – 5132 – 5477 – 9

Ⅰ . ①医…　Ⅱ . ①张…　②任…　③任…　Ⅲ . ①中国医药学　Ⅳ . ① R2–52

中国版本图书馆 CIP 数据核字（2019）第 025478 号

中国中医药出版社出版

北京经济技术开发区科创十三街 31 号院二区 8 号楼

邮政编码　100176

传真　010–64405721

河北省武强县画业有限责任公司印刷

各地新华书店经销

开本 850 × 1168　1/32　印张 7.75　字数 118 千字

2019 年 5 月第 1 版　2021 年 4 月第 3 次印刷

书号　ISBN 978 – 7 – 5132 – 5477 – 9

定价　39.00 元

网址　www.cptcm.com

社 长 热 线　010–64405720

购 书 热 线　010–89535836

维 权 打 假　010–64405753

微信服务号　zgzyycbs

微商城网址　https://kdt.im/LIdUGr

官 方 微 博　http://e.weibo.com/cptcm

天猫旗舰店网址　https://zgzyycbs.tmall.com

如有印装质量问题请与本社出版部联系（010–64405510）

内容提要

《医学启源》据传系金·张元素（洁古）为教其门人而作。书分三卷：卷之上，论脏腑、经脉、病因、主治心法等；卷之中，述《内经》主治备要及六气方治等；卷之下，为用药备旨。据文献考证，本书流传很少。在20世纪60年代初，任应秋先生于北京中医研究院（即现“中国中医科学院”）图书馆见到一部摄影本，系明成化八年（1472）刻。该书脱误颇多，故任应秋先生先据《中藏经》《素问》《灵枢经》《素问玄机原病式》《黄帝素问宣明论方》《汤液本草》《本草发挥》等书仔细点校，继又据“元刻本”进行补校，使全书通顺可读。因历史原因，此书前后历时10余年才完成。此次整理，以1978年11月人民卫生出版社出版的和2009年6月人民军医出版社再版的《医学启源》为底本，以保持任应秋全部点校内容为基本原则，只进行格式及基本错误的修改。本书可作为中医教学、中医研究及中医临床时的参考用书。

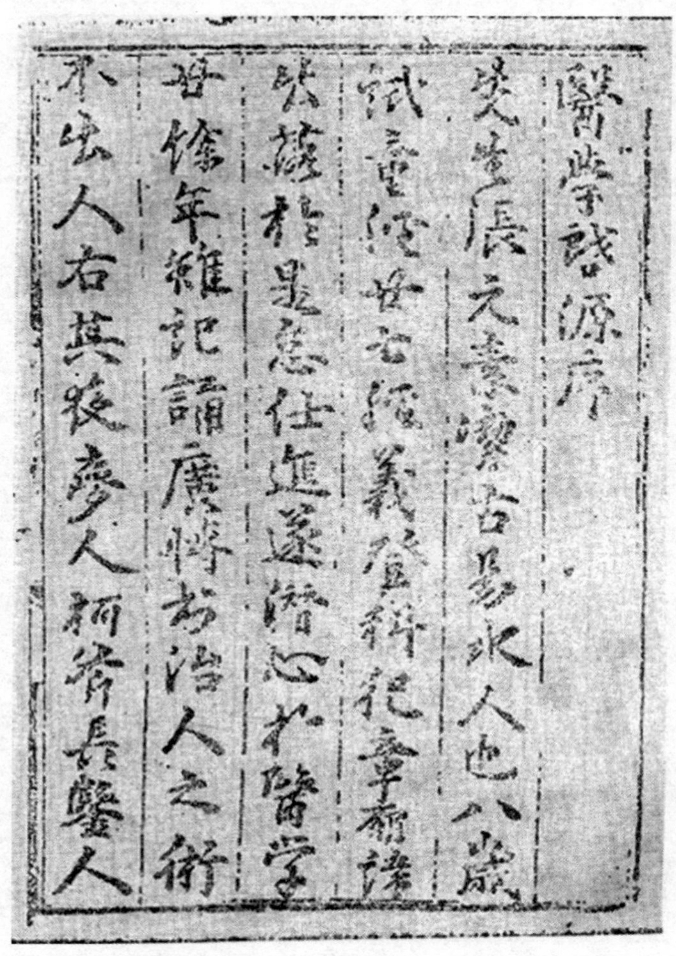

醫學啓源序

先生張元素潔古易水人也八歲試童經廿七試經義進士犯章廟諱下第於是怠仕進遂潛心於醫學廿餘年雖記誦廣博書治人之術不出人右其夜夢人柄斧長鑿人

书影一　明版序文

（原书藏北京图书馆）

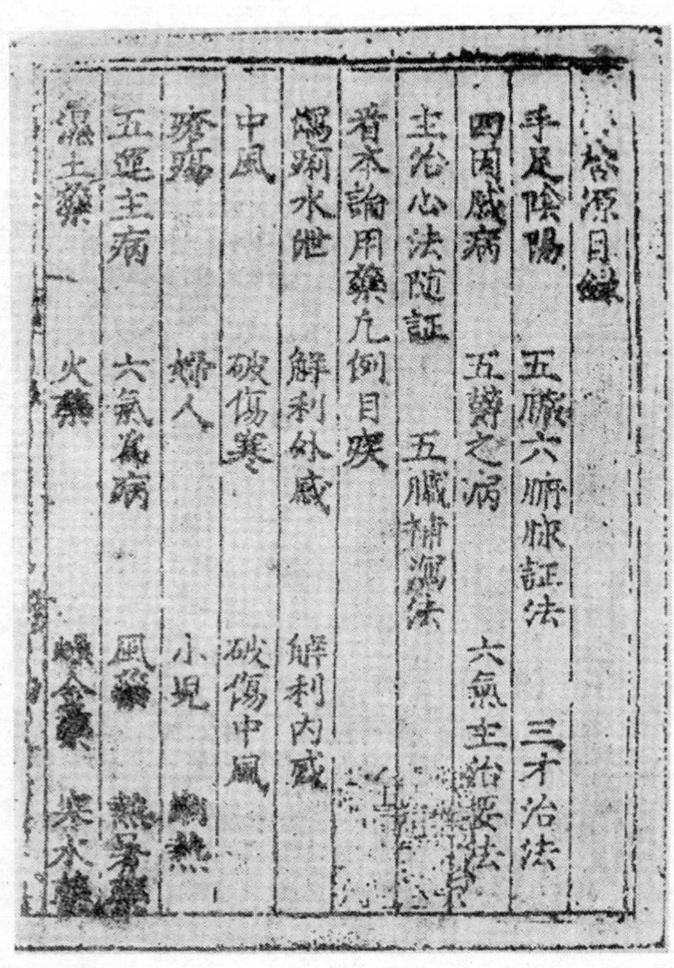

醫源目錄

手足陰陽　五臟六腑脉証法　三才治法

四因感病　五臟之病　六氣主治要法

主治心法隨証　五臟補瀉法

著本論用藥凡例目錄

瀉痢水泄　解利外感　解利內感

中風　破傷寒　破傷中風

瘡瘍　婦人　小兒　[illegible]熱

五運主病　六氣爲病　風藥　熱暑藥

濕土藥　火藥　燥金藥　寒水藥

书影二　明版目录

（原书藏北京图书馆）

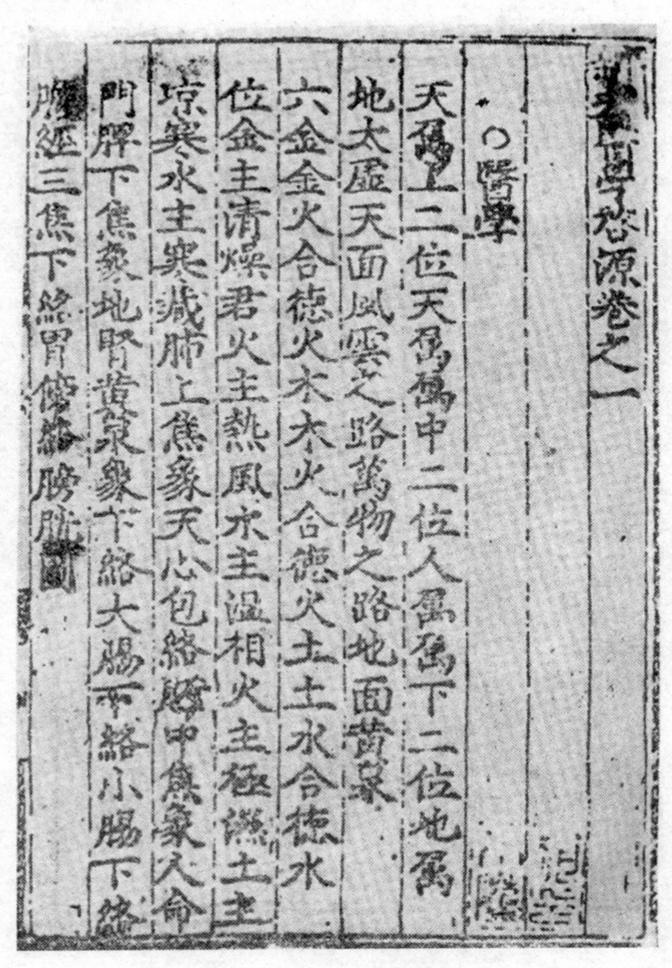

书影三　明版正文

（原书藏北京图书馆）

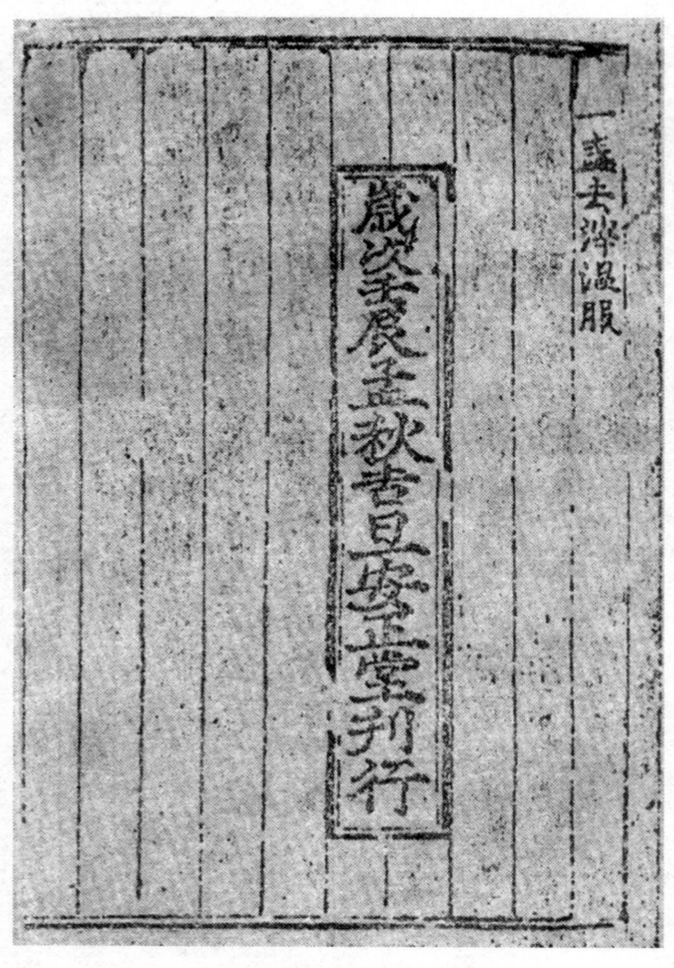
一盞去滓溫服

歲次壬辰孟秋吉旦安正堂刊行

书影四　明版页尾

（原书藏北京图书馆）

醫學啓源序

先生張元素潔古易水人也八歲試經童二十七歲經義登科犯章廟諱黜落於是怠仕進遂潛心於醫學二十餘年雖記誦廣博然人之術不出時右其夜夢人持柯斧長鑿鑿心開竅納書數卷於其中見其題曰內經主治備要駭然驚悟覺心痛只為凶事也不敢語人自是心目洞徹便為傳道軒岐指揮秦越也河間劉守真醫名冠世視之蔑如也異日守真病傷寒八日無下證頭痛脈緊嘔逆不食門人侍病不知所為請潔古診之至則守真面壁不顧也潔古曰視我真如此卑也診其脈論〻曰脈病云乃初下

书影五 元版序文

（原书藏上海图书馆）

藥犯某藥味乎曰然潔古曰差之甚也守真遽然起曰何謂也潔古曰某藥味寒下降走太陰陽亡汗不散也今脈云云當以某藥治之守真懇首大服其能一服而愈自是名滿天下潔古治 用古方但云古方新病甚不相宜反以害人每自從病服方刻期見效藥下如攫當時目之曰神醫暇日緝集素聞五運六氣內經治要本草藥性名曰醫學啓源以教門生及有醫方三十卷傳于世壬辰遺失 存者惟醫學啓源真定李明之門下高弟也請予為序故書之

蘭泉老人張吉甫序

书影六 元版序文

（原书藏上海图书馆）

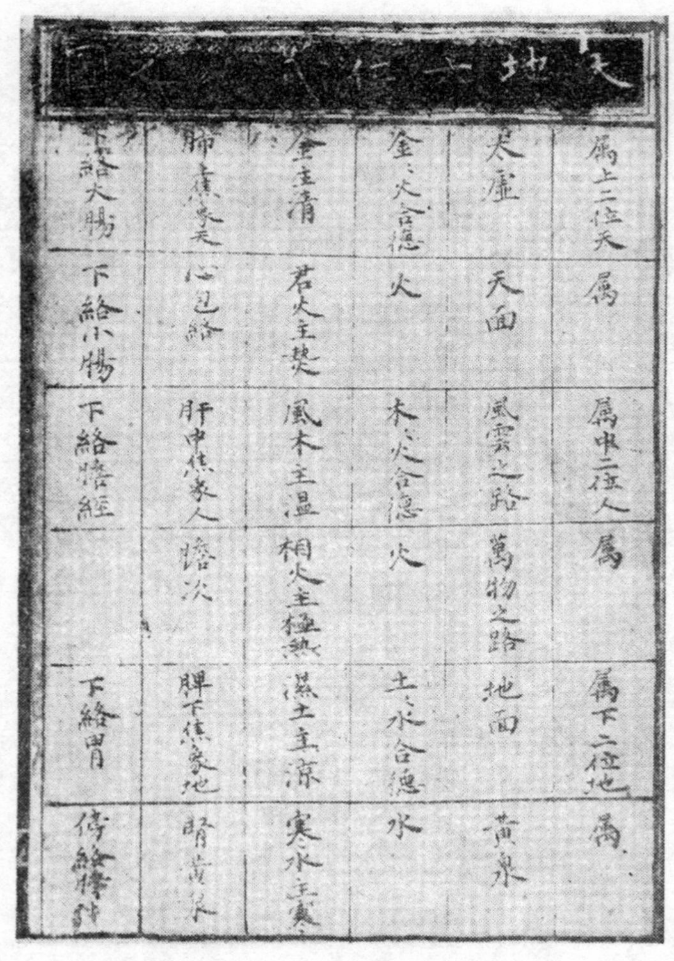

天地六位藏象之圖

屬上二位天	太虚	金、火合德	金主清	肺上焦象天	下絡大腸
屬	天面	火	君火主熱	心包絡	下絡小腸
屬中二位人	風雲之路	木、火合德	風木主温	肝中焦象人	下絡膀經
屬	萬物之路	火	相火主極熱	膽次	
屬下二位地	地面	土、水合德	濕土主凉	脾下焦象地	下絡胃
屬	黄泉	水	寒水主寒	腎黄泉	傍絡膀胱

书影七 元版正文

（原书藏上海图书馆）

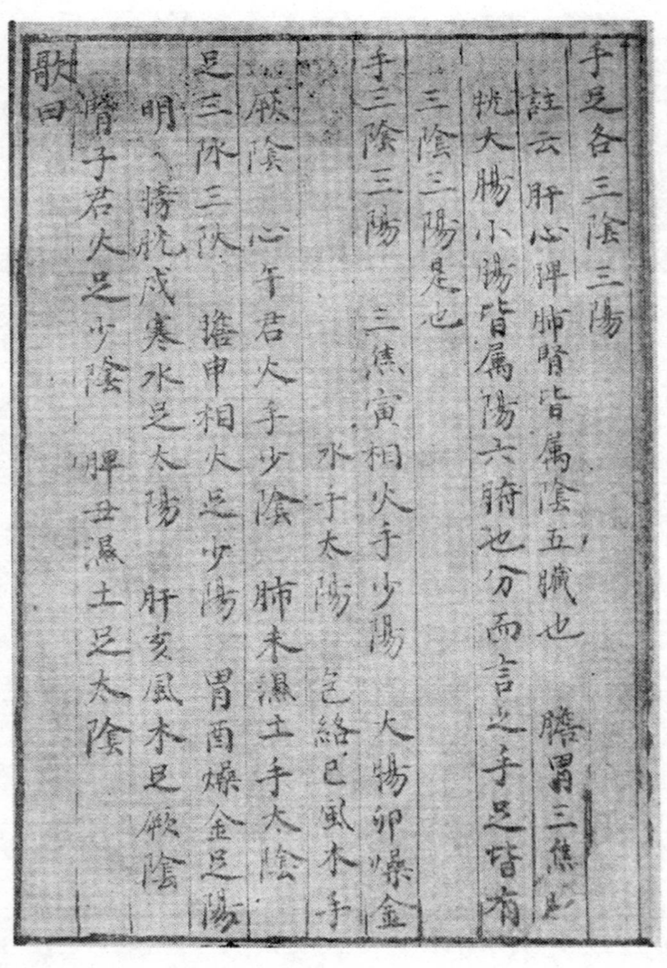

手足各三陰三陽

註云　肝心脾肺腎皆屬陰五臟也　膽胃三焦此胱大腸小腸皆屬陽六腑也分而言之手足皆有三陰三陽是也

手三陰三陽　三焦寅相火手少陽　大腸卯燥金

水手太陽　包絡巳風木手厥陰　心午君火手少陰　肺未濕土手太陰

足三陰三陽　膽申相火足少陽　胃酉燥金足陽明、膀胱戌寒水足太陽　肝亥風木足厥陰

腎子君火足少陰　脾丑濕土足太陰

歌曰

书影八　元版正文

（原书藏上海图书馆）

丛书前言

任应秋（1914—1984）是著名的中医学家和中医教育家，一生论著等身，其学术研究涉及医史、文献、方药、医古文、中医基础理论、中医各家学说等诸多领域，特别是在《黄帝内经》《伤寒论》《金匮要略》等经典著作的研究方面，不论是研究方法，还是研究成果，对业界的影响都是历史性的。2015 年 1 月，《任应秋医学全集》在中国中医药出版社出版，2017 年此书获得第四届中国出版政府奖。《任应秋医学全集》全面展示了任应秋先生的学术思想、治学的方法和成果，但因价格较高、部头较大，普通读者不易购买阅读，为了弘扬优秀的中医文化，传承中医，满足广大普通读者的需求，现将任应秋先生的著作重新进行整理分类，陆续出版单行本。单行本之前均加了简单的整理说明，内容基本保持原貌，总名为《任应秋医学丛书》。

整理者

2019 年 1 月

《医学启源》(以下简称“原本”)传系金代张元素所作，由著名中医学家任应秋点校。此次整理，以1978年11月人民卫生出版社出版的《医学启源》(下简称“人卫点校本”)和2009年6月人民军医出版社再版的《医学启源》(下简称“军医点校本”)为依据，以保持任应秋全部点校内容为基本原则，凡改动之处，做出以下说明。

一、文字及标点处理

1. 本书以国家颁行的简化字为标准进行整理，如:“沈”为“沉”，“嘁”为“唠”，“痱”为“痱”，“乾”为“干”，“蘖”为“檗”，“悽”为“凄”，“麤”为“粗”，“痠”为“酸”等。

没有对应简化字的繁体字，不推定简化，保留原字，如:“憹”“膹”“闼”等。

2. 原本中的缺字用“□”表示。

3. 本次整理采用横排版，原“右”“左”表示前后者，径改为“上”“下”。

4. 凡书中的俗写字、异体字、古字、通假字一律径改。如：“钞”（“抄”意）改作“抄”；“王”（“旺”意）改作“旺”；差（“瘥”意）改作“瘥”；“支”（“肢”意）改作“肢”；“鬲”（“膈”意）改作“膈”；“已”（“以”意）改作“以”；“荣”（“营”意）改作“营”；“府”（“腑”意）改作“腑”；“藏”（“脏”意）改作“脏”；“止”（“只”意）改作“只”；“假”（“瘕”意）改作“瘕”；“畜”（“蓄”意）改作“蓄”；“内”（“纳”意）改作“纳”等。

5. 中药名均以2015年《中华人民共和国药典》为标准进行规范，未收录的，以《中华本草》为标准进行规范。如：“黄耆”作“黄芪”；“黄檗”作“黄柏”；“荜拨”作“荜茇”；“白芨”作“白及”等。

6. 原本或人卫点校本，方剂中药物“炮制法”或“用法”与“剂量”之间的前后顺序，在影响文献原义时，对其做必要调整。如：“白术木香散”中“木香　陈皮各二两去白”，调整为“木香　陈皮去白，各二两”，并加注释“原‘去白’二字在‘各二两’后”。

7. 段中括号里的校文，均删去句末标点。如：瞑目欲眠（“瞑”原误作“眩”，据《中藏经》改）、精神不守。

二、关于目录

此次整理，对人卫点校本目录标题做了缩字处理，且删掉了标题中的标点，未尽内容在正文中重现，主要改动条目如下。

1. “五脏六腑，除心包络十一经脉证法”，改作“五脏六腑脉证法”。

2.“肝之经，肝脉本部在于筋，足厥阴，风，乙木也。”改作“肝之经”。

3. “胆之经，足少阳，风，甲木。”改作“胆之经”。

4. “心之经，心脉本部在于血，手少阴君，丁火也。”改作“心之经”。

5. “小肠经，手太阳，丙火。”改作“小肠经”。

6. “脾之经，脾脉本在肌肉，足太阴，湿，己土。”改作“脾之经”。

7. “胃之经，足阳明，湿，戊土。”改作“胃之经”。

8. “心包络，手厥阴，为戊火。”改作“心包络”。

9. “三焦，手少阳，为亥火。”改作“三焦”。

10. “肺之经，肺之脉本部在于皮毛，手太阴，燥，辛金。”改作“肺之经”。

11. “大肠经，手阳明，燥，庚金。”改作“大肠经”。

12. “肾之经，命门，肾脉本部在足少阴，寒，癸水。”改作“肾之经”。

13. “膀胱经，足太阳，寒，壬水。”改作“膀胱经”。

三、关于引用文献

文中引用文献，以中国中医科学院编写的《全国中医书籍联合目录》为准补全名称。如：“《素问释文》”正作“《补注释文黄帝内经素问》"，"《华氏中藏经》"正作"华氏《中藏经》"，"《至真要大论》"正作"《素问·至真要大论》"等。

四、体例

此次整理，点校条文与原本行文不再分开排版，而是将点校内容直接放在原本句末的标点之前，个别的直接放在字词之下，均以小字体加圆括号"( )"排版，以示与"原本"小体字行文的区别。原则是在保证原文与点校文可清晰区分的基础上，尽量做到不隔断词、句，以方便阅读。

对人卫点校本中使用的"[ ]"和"( )"（参见下"点校叙言"），在不改变点校文原义的前提下，为方便阅读不再使用，以使行文流畅。

补校略言

这书的初校是在一九六四年完成的，当时因未得“元刻本”，迟迟未能付梓。一九六五年在上海图书馆见到元刻本了，并即摄制胶卷带回北京，准备做第二次校勘。卒因教学任务的羁绊，没有来得及进行。岁月如流（历经文革时期），十二年的时光弹指间过去了，我亦应当振奋余力，提起笔来，尽快地完成这书的补校工作，促使早日出版，藉供广大中西医同志的参考应用。

通过这次补校，又校出四百多条来了。凡校注中称“元本”的，都是这次所勘定。元本与明本相较，亦互有优劣。元本刻的坏字，如“丸”误“元”、“荷”误“苛”、“躁”误“燥”、“瘿”误“瘦”、“芩”误“芩”之类，层见不鲜。而明本的最大缺点是成篇成段地遗漏，如上卷的“五脏补泻法”，中卷的“调胃承气汤方”，下卷“用药备旨”中的甘草、当归、熟地黄、诃子、缩砂仁等全漏刻了，重校一遍，殊足骇异。

这书经过几番雠校以后，基本上可以与读者见面了。但由于我的学养不深，精力日衰，其中错误的地方必然存在，敬希读者惠予指教，以便继续订正是幸。

任应秋

一九七七年十月于北京

点校叙言

一

我学医伊始，先师苦不得入门的善本书，继闻人言，张元素曾编写过一本《医学启源》来教李杲，杲的医学竟得大成。于是我随时都向往着这部著作，垂三十年，未获一见。

一九五七年来北京，北京图书馆藏有这书，始得初次浏览，但属善本，借阅不甚方便。继又在中医研究院图书馆见到一部，系伪南满医大的摄影本，才得以借回家来仔细地阅读一遍。当时工作甚忙，仍于夜里且抄且读，大约经过两个多月才抄完了。这时我才知道，《医学启源》不仅是一部入门书，且足以完全反映出张元素毕生的学术思想。

据范声山《杂著》说："张元素并无著书，所有《内经类编》《难经注》《医学启源》诸书，乃其高弟李明之承师说而笔之者。"似乎这书并不出于元素之手，但卷首兰泉老人张吉的题序明明说："洁古治病，不用古方，当时目之曰‘神医’。暇日辑《素问》五运六气、《内经》治要、《本草》药性，名曰《医学启源》，以教门生，及有《医方》三十卷传于世。真定李明之，门下高弟也，请余为序，故书之。”云云，张吉的序文，曾为《金史·本传》所引据，则范声山之说，未必可以尽信。

二

张元素，字洁古，金之易州人。由于科举不利，二十七岁后便潜心于医学，经历二十多年，临证疗效很高。但他于《内经》的探颐索隐，越发下苦工夫。曾有这样一个传说：一夜，元素梦人凿开了他的胸窍，把几卷叫作《内经主治备要》的书填进窍里，惊醒转来犹觉心痛。这就充分说明，张元素对《内经》的钻研竟至梦寐以求未曾稍懈的境地。后来他又医好了刘完素的伤寒病，声名大噪，不在刘下。李杲和王好古都是张元素的入室弟子，发皇他的学说，他便成为易水学派的开山了。《华笑庼杂笔》引《王祎忠文集》云：“张洁古、刘守真、张子和、李明之四人者作，医道于是乎中兴。”子和传守真之学，明之传洁古之学，则四人者，实即是易水学派、河间学派的师承授受。乃后人竟去元素，列入丹溪，谓为金元四大家，实不如王氏识得当时医学演变的大体。

张元素的学术思想，可得而言者有两个方面。首先应该肯定说，他是以《内经》的理论为主要依据的。例如本书上卷，主要在条析脏腑病机，而附以有关脏腑诸病主治的用药心法。其言脏腑病机，当然是录自《中藏经》，而《中藏经》实汇集于《素问》诸篇，元素犹以为未备，再补辑《灵枢·经脉》篇“是动”“所生”诸病。至“三才”“三感”“四因”“五郁”“六气”等，亦皆见于《素问》诸“大论”。下卷讨论对药性的认识和运用，一以《素问·阴阳应象大论》气味厚薄、寒热升降的理论为主要，并辅以《素问·至真要大论》酸、苦、甘、辛、咸五味于五脏苦欲之旨而发挥之，卓然成为研究药性最有系统的专篇。换言之，元素从病机的探讨，一直到制方遣药，自成家法，无不本于《素问》《灵枢》之所言，而自能化裁于其中者。

诸家对元素的影响，则以华氏《中藏经》、王冰《补注释文黄帝内经素问》、钱乙《小儿药证直诀》、刘完素《素问玄机原病式》为最。《中藏经》分辨脏腑虚实寒热、生死逆顺脉证法诸篇，是以脏腑辨证自成系统的著述，元素对这种辨证方法是很欣赏的，因此不仅把它全部著录，列为书中的首要，并另成《脏腑标本寒热虚实用药式》的专篇，构成其独特的药法体系。所以元素在这方面的发挥，较孙思邈的脏腑虚实辨证、钱乙的五脏虚实辨证，都要系统而精细得多。王冰著《补注释文黄帝内经素问》，对七篇“大论”五运六气诸理的发挥最有成就，而元素对王冰在《六元正纪大论》中治疗“五郁”病的见解，以及在《至真要大论》中“病生四类”之说，都完全吸收了。“五郁之发”和“四类病生”，都是关乎“气”之为病，说明元素对“气”的机制是十分重视的。元素一向是以“不用古方，自为家法”自许的，但于钱乙的地黄丸、泻青丸、安神丸、泻心汤、导赤散、益黄散、泻黄散、泻白散、阿胶散等，竟列为五脏补泻的标准方剂，则元素于钱乙的临证治法，可谓取法独多。

刘完素医学的成就较元素为早，因而刘完素运用五运六气分析六淫病机的思想方法，对元素是很有影响的，所以他不仅全部吸收了刘完素《素问玄机原病式》的内容，同时更把五运六气的理论扩大到制方遣药方面去了。言方则分风、暑、湿、火、燥、寒，六气也；言药则分风升生、热浮长、湿化成、燥降收、寒沉藏，五运也。最后还从肝木、心火、脾土、肺金、肾水等假设五行制方生克法，并举“当归拈痛汤”“天麻半夏汤”两个方例来说明。可见刘完素运用五运六气，是专从六淫病机来发挥的，而张元素运用五运六气，则专从制方遣药的理论来发挥。刘、张相较，自有各别，虽互为影响，却不尽相侔。然则，从脏腑寒热虚实以言病机辨证，从五运六气之化以言制方遣药，已足以概见元素学术思想的大体了。

但是，必须指出，张元素的学术思想亦受到历史条件一定的限制。如他常片面地运用“亢害承制”的理论来分析劲急、怫郁、衄蔑、暴卒、坚痞、鼽、惊、悲、癥等复杂的病机，结果并不曾完全说明这些病变的机理。甚或还用些夫妻、子母、鬼贼、妻财等星相家的迷信术语参杂其间，这些都是无益于医学理论探讨的。不过从张元素的整个学术成就来说，毕竟不是主流，仅属于“白圭之玷”而已。

三

张元素在祖国医学中是一位卓有成就的医学名家，但他的著述却已不可多见。传说的《药注难经》《医方》三十卷，均已早佚；李时珍谓《素问病机气宜保命集》是元素作，亦无根据；杜思敬辑

《济生拔萃》录有《洁古家珍》和《珍珠囊》均残缺已甚；惟有这《医学启源》和《脏腑标本寒热虚实用药式》，才比较完好地存在着。《用药式》李时珍既录之于《本草纲目》，赵双湖又刻之于《医学指归》，阳池周学海尤有较精的刻本刊入其《丛书》中。《医学启源》截至目前止，我所见的都是明成化八年刊本，书尾刊有“岁次壬辰孟秋吉旦安正堂刊行”字样。听说还有元刻本，但没有见到，北京图书馆所藏的卡片和标签都标明“金刻本”，一经查对，仍然是明成化刊本。明人刻书，除了诸藩府所刻的较好外，无论官刻、私刻，都是马虎的多，脱漏错误，习见不鲜。即如这部书脱误之多，实足以想见明代一般刻书的水平。我为了要使多数人都有机会读到张元素这部书，又仅见着这样坏的一个刻本，不得不勉为下一番点校工夫，尽量使大家能通顺地读得下去。

我的点校过程是：先把全书慢慢地抄录一遍，随抄随发现问题，即随手做好标识；抄完后再细读一遍，仍然继续发现问题，继续做好标识；然后检出校雠需用的书籍，大体上卷多借助于《中藏经》《灵枢经》《素问》《儒门事亲》，中卷多借助于《素问玄机原病式》《黄帝素问宣明论方》《太平惠民和剂局方》《卫生宝鉴》，下卷则借助于《汤液本草》《本草发挥》等。

标点符号照一般用法。最主要是方括弧“[ ]”和圆括弧“( )”两种，与一般使用不同。凡补夺和改误的字、句，都标以方括弧“[ ]”；虽有疑问，不曾迳改的字、句，都标以圆括弧“( )”。

例如：“[天地六位藏象图]”，这个标题原书所无，是我新补的，便于题的上下都标以方括弧“[ ]”。

又如：“小肠未君火手太[阳]，包络戌相火手厥阴，三焦[亥]相火手少阳。”“[阳]”原误“阴”，“[亥]”原误“玄”，今既改正，故亦各标以方括弧“[ ]”。

又如“若非诊(切)，无由识也。”“(切)”《中藏经》作“察”，两俱可通，不能遽判为误，故仍保留之，仅标以圆括弧“( )”，示其尚有别义。

又如“肝与胆为表里，足厥阴(少[阳])也。”“[阳]”原误“阴”，这里言肝为主，实无提出足少阳的必要，故其言胆经时，亦仅曰“足少阳是其经也”，并不言相互表里的足厥阴。若从删，下几篇还有类似的例子；不删，似非所应有，因仍保留，仅标圆括弧“( )”以识别之。但“[阳]”为正误之字，故圆括弧“( )”中包以方括弧“[ ]”。

亦有极例外的，如上卷之首“天地六位藏象图”，原来是倒顺都念不通的几行文字(见书影三)，今据《儒门事亲》勘定，改为图表式，便无从标以方括弧“[ ]”了。

本来前人校雠书籍，期于不妄改，不妄增削，一仍其旧，俾读者自己去审定。故郑玄校群经，虽于文字有显然讹误的，亦仅注云“某当为某”，不曾轻出己意来更改它。阮元《校刻宋本十三经注疏》书后也说：“刻书者最患以臆见改古书，今重刻宋板，凡有明知宋板之误字，亦不使轻改，但加圈于误字之旁，而别据校勘记，择其说，附载于每卷之末，俾后之学者不疑于古籍之不可据，慎之至也。”可是，前人亦有勇于校改的，如段玉裁，人都知其为治《说文解字》的巨匠，他对于许慎书则改易颇多。他在答顾千里的书中说：

“夫校经者，将以求其是也，审知经字有讹则改之，此汉人法也。汉人求诸义，而当改则改之，不必其有佐证。”问题就是在“当改”与“不当改”，当改则改，不当改则不改，这是我们校书实事求是的态度。我这次校本书，勘定改、补之处，凡一千二百有余，不可谓不多了，但基本上都几经查对，据证改补，绝没有臆断为之。而且虽是据他书以校正本书，究竟仍是本书为主体，不能字字句句都去牵就他书，完全失去了本书作者的面貌。如“五脏六腑除心包络十一经脉证法”肝之经云：“肝中热，则喘满、多嗔、目痛、腹胀、不嗜食、所作不定、梦中惊悸、眼赤、视物不明，脉左关阳实者是也。”与《中藏经》相较，则有许多出入的地方。《中藏经》云：“肝中热，则喘满而多怒、目疼、腹胀满、不嗜食、所作不定、睡中惊悸、眼赤、视不明，其脉右关阴实者是也。”这相互间的差异，我并不曾全部把它校同《中藏经》。理由有二：张元素编辑此书，自有元素本人的见解在其中，不能一字一句与他书强同；其次《中藏经》的多种刻本，亦互有出入，元素所据之本与我所选用的版本不会是一致的。因此只要文字本身是通顺的，意义是可以理解的，就不必强作校勘了。至于说由于版的错讹，字有不可读，义有不可训，非勘正不可者，即为勘定，便不管其多或少。我所校的，大半都属于这一类。

本书原是极劣的刻本，经过校正，不仅全书通顺可读了，反过来还可以据本书以校正有关他书。例如卷中“凉膈散方”云：“喉痹目赤……痘黑陷欲死者……小儿可服七分、八分。”而《黄帝素问宣明论方》“痹”作“闭”，夺“痘”字，“分”误“钱”，都是绝大的错误。又“三一承气汤方”云：“怫热内盛，痃癖坚积，黄瘦疟疾。”

而《黄帝素问宣明论方》“盛”误“成”、“痃”误“疹”、“痁”误“痛”，不据本书校定，便不可卒读了。

点校既竟，拉杂述我胸臆如上，非有意为叙，盖欲白诸读者，知我点校本书的经过如此而已。

任应秋

一九六四年一月于北京

张序

先生张元素，字洁古（“字”字原夺，据《金史·本传》补），易水人也。八岁试童经，二十七经义登科（“二十七”元本作“二十七岁”），犯章庙讳出落（“出”元本作“黜”），于是怠仕进，遂潜心于医学，二十余年虽记诵广博书，然治人之术（“然”字原夺，据元本补），不出人右（“人”元本作“时”）。其夜梦人柯斧长凿，凿心开窍（“凿心”原作“人”，从《金史》及元本改），纳书数卷于其中，见其题曰《内经主治备要》，骇然惊悟，觉心痛，只为凶事也，不敢语人。自是心目洞彻，便为传道轩岐，指挥秦越也。河间刘守真医名贯世，视之蔑如也。异日守真病伤寒八日误下证（“误”元本作“无”），头疼、脉紧、呕恶（“恶”元本作“逆”）、不食，门人侍病，未知所为，请洁古诊之，至则守真面壁不顾也。洁古曰：何视我直如此卑也（“何”字原夺，据《金史·本传》补；“直”元本作“真”）？诊其脉，谓之曰（“谓”原作“喻”，元本作“论”，从《金史·本传》改）：脉病乃尔，初服某药犯某味药乎（“服”原作“不”，从《金史·本传》

改)？曰：然。洁古曰：差之甚也。守真遽然起曰：何谓也？曰：某药味寒，下降，走太阴，阳亡，汗不彻故也（“不彻”元本作“散”）。今脉如此（“如此”原作“云”，元本作“云云”，从《金史·本传》改），当以某药服之（“服”字原夺，据《金史·本传》补）。守真首恳大服其能（“恳”字原夺，从元本补），一服而愈，自是名满天下。洁古治病，不用古方，但云：古方新病，甚不相宜（“甚”原作“恐”，从元本改），反以害人。每自从病处方，刻期见效，药下如攫（“下”原作“不”，从元本改），当时目之曰“神医”。暇日辑集《素问》五运六气（“辑”元本作“缉”，“集”字疑衍），《内经》治要，《本草》药性，名曰《医学启源》，以教门生，及有《医方》三十卷传于世。壬辰遗失，□□□存者惟《医学启源》（“壬辰遗失，□□□存者惟《医学启源》”十四字原夺，从元本补）。真定李明之，门下高弟也，请余为序，故书之。兰泉老人张吉甫序（“张吉甫序”原作“张建吉甫”，从元本改）。

目录

卷之上

卷之中

卷之下

卷之上

天地六位藏象图

（原题作“医学”，系由首行“新刊医学启源”书名“医学”二字之误植，以其低二格，适与书题位置相等所致，今改正。）

天地六位藏象图					
下络大肠	肺上焦象天	燥金主清	金金火合德	太虚	属上二位天
下络小肠	心包络	君火主热	火	天面	属
下络胆经	肝中焦象人	风木主温	木木火合德	风云之路	属中二位人
	胆	相火主极热	火	万物之路	属
下络胃	脾下焦象地	湿土主凉	土土水合德	地面	属下二位地
旁络膀胱	肾	寒水主寒	水	黄泉	属

天地六位藏象图［全图原书误作散文抄刻，不可卒读，式如“书影三”。今据元本（见书影七）及《儒门事亲》卷十“撮要图”改正。与图对勘，第一、二、三、四行之首“天地六位”四字，第五行“主寒”下之“藏”，第六行“下焦”下之“象”，以及最末之“图”字，显系“天地六位藏象图”横题之混抄入者。又“燥”字误植“金主清”下；“主极”下夺“热”字；“象人”下衍“命门”二字，夺“胆”字；“下络”上衍“黄泉”二字；“三焦”二字，在《儒门事亲》图为“终”字。］

手足阴阳（本无此题，据原刻目录补。）

手足三阴三阳（元本“手足”下有“各”字）

注云：肝、心、脾、肺、肾，皆属阴，五脏也；胆、胃、三焦、膀胱、大肠、小肠，皆属阳，六腑也；分而言之，手足皆有三阴三阳是也。

手三阴三阳

肺寅燥金手太阴（元本“寅燥金”作“未湿土”），大肠卯燥金手阳明；心午君火（原作“心”）手少阴，小肠未君火手太阳（“阳”原误作“阴”，据元本改正）；包络戌相火手厥阴（“戌相火”元本作“巳风木”），三焦亥相火手少阳（“亥”原误“玄”，元本作“寅”，今改正）。

（元本的次序是：三焦、大肠、小肠、包络、心、肺。）

足三阴三阳

胃辰湿土足阳明（“辰湿土”元本作“酉燥金”），脾巳湿土足太阴（“巳”元本作“丑”）；膀胱申寒水足太阳（“申”元本作“戌”），肾酉寒水足少阴（“酉寒水”元本作“子君火”）；胆子风木足少阳（“子风木”元本作“申相火”），肝丑风木足厥阴（“丑”元本作“亥”）。

（元本的次序是：胆、胃、膀胱、肝、肾、脾。）

歌曰：手经太阳属小肠，膀胱经属足太阳；肝足厥阴手包络，胃足阳明手大肠（“大肠”原误作“太阴”，据元本改正）；胆属少阳足经寻，三焦手内少阳临；脾足太阴手经肺（元本“经肺”作“肺金”，属最末句），肾足少阴手是心。

五脏六腑脉证法

五脏六腑，除心包络十一经脉证法。（元本将此题误植入正文中）

夫人有五脏六腑，虚实寒热，生死逆顺，皆见形证脉气，若非诊切（“诊切”，元本及《中藏经》作“诊察”，可从），无由识也。虚则补之，实则泻之，寒则温之，热则凉之，不虚不实，以经调之，此乃良医之大法也。

肝之经

肝之经，肝脉本部在于筋，足厥阴，风，乙木也。

经曰：肝与胆为表里，足厥阴、少阳也（“少阳”原误作“少阴”，今从元本及《中藏经》改正，盖亦衍文）。其经旺于春，乃万物之始生也。其气软而弱（《中藏经》作“其气嫩而软，虚而宽”），软则不可汗，弱则不可下。其脉弦长曰平，反此曰病。脉实而弦，此为太过，病在外，令人忘忽、眩运（《中藏经》作“令人善忘，忽忽眩冒”）；虚而微，则为不及，病在内，令人胸胁胀满。

凡肝实则两胁下引痛（“肝实”原误“肝病”，从《中藏经》改）、喜怒；虚则如人将捕之（“虚则”原夺“则”字，据元本及《中藏经》补）。其气逆则头痛、耳聋、颊赤，其脉沉而急（“沉而急”，《中藏经》作“沉之而急”），浮之亦然，主胁支满（“胁支满”原误作“胁肢满”，《中藏经》作“胁肋满”，夹注云：“一作‘支’”，故改）、小便难、头痛、眼眩。脉急甚主恶言（原夺“甚”字，据《中藏经》补），微急气在胸胁下（“胸胁下”原误作“胁在下”，据《中藏经》改正）。缓甚则呕逆，微缓水痹。大甚内痈吐血，微大筋痹。小甚多饮（“小甚多饮”原误作“小便多”，从《中藏经》改正），微小痹。滑甚癞疝，微滑遗尿。涩甚流饮，微涩疭挛。肝之积气在左胁下，久而不去，发为咳逆，或为痎疟也（“痎”原误作“痃”，元本作“痞”）。虚梦花草茸茸，实梦山林茂盛。肝病旦慧，晚甚（“旦慧，晚甚”原误作“旦喜甚”，从《中藏经》改），夜静。肝病头痛、目眩、胁满（“胁”元本作“支”）、囊缩、小便不通，十日死。又身热（“身热”原误作“身病”，从元本及《中藏经》改正）、恶寒、四肢不举，其脉当弦而急（“弦”《中藏经》作“弦长”）；反短涩者，乃金克木也，死不治。又肝中寒，则两臂不举（“臂”元本作“胁”）、舌燥、多太息、胸中痛、不能转侧，其脉左关上迟而涩者是也。肝中热，则喘满、多嗔、目痛、腹胀、不嗜食、所作不定、梦中惊悸（“梦”元本作“睡”）、眼赤、视物不明，其脉左关阳实者是也（“其”原夺，据元本补）。肝虚冷，则胁下坚痛、目盲（“目盲”原误作“目育”，据元本改）、臂痛、发寒热如疟状（“热”字原夺，据元本及《中藏经》补）、不欲食、妇人则月水不来、气急，其脉左关上沉而弱者是也（元本夺“脉”字）。此寒热虚实（“此”字下，元本衍“五脏六腑”四字），生死逆顺之法也。

《主治备要》云：是动则病腰痛，甚则不可俯仰，丈夫㿉疝（“㿉疝”原误作“癫疝”），妇人小腹肿，甚则嗌干、面尘脱色，主肝所生病者，胸中呕逆，飧泄狐疝，遗溺闭癃病。肝苦急，急食甘以缓之，甘草；肝欲散者，急食辛以散之（元本夺“急食以散之”五字），川芎；补以细辛之辛，泻以白芍药之酸；肝虚，以陈皮、生姜之类补之。经曰：虚则补其母。水能生木（“生木”原误作“生水”，据元本改），水乃肝之母也（“水”元本作“肾”）。苦以补肾，熟地黄、黄柏是也。如无他证，惟不足，钱氏地黄丸补之。实则芍药泻之，如无他证，钱氏泻青丸主之，实则泻其子，心乃肝之子，以甘草泻之。

胆之经

胆之经，足少阳，风，甲木。

经曰：胆者，中清之腑也（“中清”《中藏经》作“中正”），号曰将军，决断出焉；能喜怒刚柔，与肝为表里也，足少阳是其经也。虚则伤寒，恐畏、头眩、不能独卧（原夺“独”字，据《中藏经》补）；实则伤热，惊悸、精神不守、卧起不定，玄水发，其根在胆。又肝咳不已，则传邪入胆，呕青汁也。又胆有水，则从头肿至足也。胆病则善太息、口苦、吐宿汁、心中戚戚恐如人将捕之（“戚戚”《中藏经》作“澹澹”）、咽中介介然数唾（“唾”原误作“淫”，据元本改）。又睡卧则胁下痛、口苦（“口”字原夺，据元本补）、多太息（元本无“多”字）。邪气客于胆，则梦斗讼，脉在左关上浮而得之者，是其部也（“其部”原夺“其”字，据《中藏经》补）。胆实热，则精神不守。胆热则多肿（“多肿”元本及《中藏经》作“多睡”，可从），胆冷则多眠（“多眠”《中藏经》作“无眠”）。又左关上脉阳微者，胆虚；阳数者，胆实；阳虚者胆绝也。以上皆虚实寒热（依照以下文例，“皆”下疑夺“胆腑”二字），生死脉证之法也。

《主治备要》云：是动则病口苦、善太息、胸胁痛、不能转侧，甚则面微有尘、体无膏泽、足外反热，是为阳厥。是主胆所生病者，头痛，颔肿，目锐眦痛，缺盆中肿痛，腋下肿，马刀挟瘿，汗出，振寒，疟，胸、胁、肋、髀、膝，外至胫、绝骨、外踝前及诸节皆痛。《脉诀》云：左关，肝与胆脉之所生也（“生”元本作“出”）。先以轻手得之，是胆，属表；后以重手取之，是肝，属里也。肝合筋，肝脉循经而行。持脉指法，如十二菽之重，按至筋平，脉道如筝弦者，为弦；脉道迢迢者，为长。此弦长，乃肝家不病之状也。肝脉本部在筋，若出筋上，见于皮肤血脉之间者，是其浮也；入于筋下，见于骨上，是其沉也。临病细推之，举一知十之道也。

心之经

心之经，心脉本部在于血，手少阴君，丁火也。

经曰：心者，五脏之尊也，号帝王之称也，与小肠通为表里，神之所舍（“舍”原误作“含”，据元本改）；又主于血（“主”原误作“生”，据《中藏经》改），属火，旺于夏，手少阴、太阳是其经也（“少”原误作“小”；“太阳”二字疑衍，《中藏经》无）。凡夏脉钩，来盛去衰，故曰钩，反此者病。来盛去亦盛，为太过，病在外；来衰去亦衰，为不足，病在内。太过，令人身热而骨痛（“身”字原夺，据《中藏经》补），口疮而舌焦引水；不及，令人躁烦（“躁”原误作“燥”，《中藏经》作“烦躁”），上为咳唾，下为气泄。其脉如循琅玕（“玕”原作“干”，从《素问·平人气象论》改），如连珠，曰平；来而啄啄连属（“啄啄”《素问·平人气象论》作“喘喘”，《中藏经》作“累累”），其中微曲，曰病；脉来前曲后倨（“倨”原作“直”，《素问·平人气象论》作“居”，从《中藏经》改），如操带钩（“如操”原作“又如”，从《素问·平人气象论》改），曰死。思虑过多则怵惕（“则怵惕”三字原夺，据《中藏经》补），怵惕则伤心，心伤则神失，神失则恐惧。又真心痛，手足寒而过节（“节”原作“膝”，《中藏经》作“过节五寸”，从《中藏经》改），则旦占夕死（“旦占夕死”原作“旦夕占死”，据元本改）。又心有水气，身肿不得卧（“得”字原夺，据《中藏经》补）、烦躁。心中风，则吸吸发热、不能行立、饥而不能食（“能”字原夺，据《中藏经》补）、食则呕吐。夏心脉，旺（“旺”原误作“主”，从元本及《中藏经》改）左手寸口浮大而散（“寸口”二字原夺，据《中藏经》补），曰平；反此则病。若沉而滑者，水来克火（“来”字原夺，据《中藏经》补），十死不治；长而弦者（“长而弦”元本作“弦而长”），木来归子，不治自愈；缓而大者，土来入火，为微邪相干（“为”字原夺，据《中藏经》），无所害。心病则胸中痛、胁满胀（“胁满胀”原误“肢满肠”，从《中藏经》改，元本作“支满胀”）、肩背臂膊皆痛（“痛”原误作“病”，从元本及《中藏经》改）；虚则多惊悸、惕惕然无眠（“惕惕然”原夺，据元本补）、胸腹及腰背引痛（“腹及”原误作“腰大”，从《中藏经》改）、喜悲。心积气久不去，则苦烦、心中痛；实则笑不休，梦火发。心气盛则梦喜笑及恐畏（“及”字原夺，据《中藏经》补）；邪气客于心，则梦烟火、心胀气短（“胀”原误作“腹”，从《中藏经》改）、夜卧不宁、懊憹、气逆往来（“气逆”原误作“重气”，《中藏经》作“肿气”，均不可从）、腹中热、喜水涎出。心病，日中慧，夜半甚，平旦静。又左手脉大，手热腋肿；大甚，胸中满而烦，澹澹大动，面赤目黄也。心病，先心痛，时刻不止，关格不通（“格”原误作“隔”，从《中藏经》改），身重不已，三日死。心虚甚，则畏人（“人”字原夺，据《中藏经》补）、瞑目欲眠（“瞑”原误作“眩”，从《中藏经》改）、精神不守（“守”元本作“倚”）、魂魄妄行。心脉沉之小而紧，浮之不喘（“不”字原夺，据《中藏经》补）、苦心下气坚、食不下、喜咽唾（“咽唾”《中藏经》作“咽干”，可参）、手热、烦满、多忘、太息，此得之思虑太过也。其脉急甚，瘛疭，微急则心中痛引前后胸背、不下食；缓甚则痛引背、善泪；小甚则哕，微小则消瘅（“瘅”原误作“痹”，据元本改）；滑甚则为渴（“渴”原误作“酒”，从元本及《中藏经》改），微滑则心疝（“疝”原误作“痰”，从《中藏经》改），引脐腹鸣；涩甚喑不语（“喑”原误作“谙”，据《中藏经》改）；又心脉坚搏而长（“坚搏”元本作“搏坚”），主舌强不能言；软而散，当慑怯、不食也；又急甚则心疝（“则”字原夺，据《中藏经》补），脐下有病形，烦闷、少气，大热上煎（“热”字原复出，《中藏经》不复，从之）。又心病，狂言、汗出如珠、身厥冷，其脉当浮而大（“大”字原夺，据《中藏经》补），反沉濡而滑，其色当赤，而反黑者，水克火，不治，十死。又心积，沉之空空，上下往来无常处，病胸满悸、腹中热、面颊赤、咽干、躁烦、掌热，甚则吐血，夏瘥冬甚，宜急疗之，止于旬日也。又赤黑色入口必死也，面目赤色亦死，赤如衃血亦死（“衃”字原夺，据《中藏经》补）。又忧恚思虑太过（“恚”原误作“喜”，从《中藏经》改），心气内去，其色反和而盛者，不出十日死。扁鹊云：心绝一日死，色见凶多，人虽健敏（“敏”字原夺，据《中藏经》补，元本作“故”），号曰行尸，一年之中，祸必至矣。又其人语声前宽后急，后声不接前声，其声浊恶，其口不正，冒昧善笑，此风入心也。又心伤则心损，手足不遂、骨节离解舒缓不自由、利下无休，此病急宜治之，不过十日而亡矣（“亡”字原夺，据《中藏经》补；“而亡”元本作“而已”）。又笑不休、呻而复忧，此水乘火也，阴击于阳（“击”原误作“掣”，从《中藏经》改，元本作“系”），阴起阳伏，伏则热，热生狂冒，谵乱妄言（“乱”原误作“辞”，据元本改），不可采问（“问”原作“闻”，从《中藏经》改），心已损矣。扁鹊云：其人唇口赤色可治，青黑色即死。又心疟则先烦而后渴（“疟”原误作“虚”，从《中藏经》改）、翕翕发热也，其脉浮紧而大是也。心气实而大便不利（“大”《中藏经》作“小”）、腹满、身热而重、温温欲吐、吐而不出、喘息急、不安卧，其脉左寸口与人迎皆实大者是也；心虚则恐悸多惊、忧思不乐、胸腹中苦痛、言语战栗（“战”元本作“颤”）、恶寒、恍惚、面赤、目黄、喜血衄（“喜”字原夺，据《中藏经》补；元本作“善”，义同），其脉左寸口虚而微者是也（“其脉左寸口虚”《中藏经》作“诊其脉左右寸口两虚”）。此心脏寒热虚实，生死逆顺脉证也。

《主治备要》云：是动则病嗌干、心痛、渴而欲饮，是为臂厥。主心所生病者，目黄、心胁痛（《灵枢·经脉》及元本均无“心”字，疑衍）、臑臂内后廉痛厥、掌中热痛。心苦缓（“缓”原作“酸”，据元本改），以五味子之酸收之。心欲软，软以芒硝之咸，补以泽泻之咸，泻以人参、甘草、黄芪之甘。心虚则以炒盐补之。虚则补其母，木能生火，肝乃心之母，肝母生心火也。以生姜补肝，如无他证，钱氏安神丸是也。实则甘草泻之，如无他证，钱氏方中，重则泻心汤，轻则导赤散是也。

小肠经

小肠经，手太阳，丙火。

小肠者，受盛之腑也，与心为表里，手太阳是其经也。小肠绝者，六日死，绝则发直如麻、汗出不已、不能屈伸。又心病传小肠，小肠咳则气咳，气咳一齐出也（《中藏经》“气咳”二字不复；“一齐”《中藏经》作“俱”）。小肠实则伤热，伤热则口疮生（“伤”，《中藏经》无）；虚则伤寒（“伤寒”《中藏经》作“生寒”），伤寒则泄脓血（“伤”，《中藏经》无），或泄黑水（“泄黑”原误作“发泉”，从《中藏经》改正），其根在小肠也（“其”原误作“泉水则”三字，从《中藏经》改正）。小肠寒则下肿重（“肿”字原夺，据《中藏经》补），有热久不出（“有”字原夺，据《中藏经》补），则渐生痔；有积则夕发热而旦止，病气发则使人腰下重，食则窘迫而便难，是其候也；小肠胀则小腹䐜胀（“腹”原误作“肠”，从元本及《中藏经》改），引腰而痛厥（“腰而”二字原夺，据《中藏经》补）；邪入小肠，则梦聚井邑中，或咽痛颔肿，不可回首，肩似拔，臑似折也（“也”字原夺，据《中藏经》补）。又曰：心者，主也，神之舍也，其脏固密（《中藏经》“固”作“周”），而不易伤，伤则神去，神去则心死矣（《中藏经》“心死”作“身亡”，元本作“身死”）。故人心多不病（“心”字原夺，据《中藏经》补），病即死不可治也，惟小肠受病多也（“惟”“多”二字原夺，据《中藏经》补）。又左寸口阳绝者（原夺“者”字，据《中藏经》补），则无小肠脉也（《中藏经》无“则”字），六日死。有热邪则小便赤涩，实则口生疮（原夺“生”，据《中藏经》补）、身热往来、心中烦闷、身重。小肠主于舌之官也，和则能言，而机关利健，善别其味也；虚则左寸口脉浮而微（“左”“口”二字原夺，据《中藏经》补），软弱不禁按，病惊惧狂无所守，心下空空然不能言语者。此小肠虚实寒热，生死逆顺脉证之法也。

《主治备要》云：是动气也（“气也”二字原夺，据元本补），则病嗌痛、颔肿、不可以顾、肩似拔、臑似折，是主液血所生病者（原夺“是”字，据《灵枢·经脉》补；元本“血”字下有“也”字成句，但《灵枢·经脉》无“血”字），耳聋、目黄、颊肿，颈、颔、肩、臑、肘、臂外后廉痛。《脉诀》云：左寸，小肠心脉之所出也，先以轻手得之，是小肠属表（“小肠”二字原夺，据元本补）；后以重手得之，是心属里（“心”字原夺，据元本补）。心合血脉，心脉循血脉而行，持脉指法，如六菽之重，按至血脉而得者为浮；稍稍加力，脉道粗大者为大（“者”字原夺，据元本补）；又稍稍加力，脉道润软者为散（“润”元本作“阔”）；此乃浮大而散，心家不病脉之状也。心脉本部，在于血脉，若出于血脉之上，见于皮肤之间，是其浮也；入于血脉之下，见于筋骨之分，是其沉也。

脾之经

脾之经，脾脉本在肌肉，足太阴，湿，己土。

经曰：脾者，土也，谏议之官，主意与智，消磨五谷，寄在胸中（“胸”《中藏经》作“其”），养于四旁，旺于四季（“于”字原夺，据《中藏经》补），正主长夏，与胃为表里，足太阴、阳明是其经也（“阳明”二字《中藏经》无，疑衍）。扁鹊云：脾病则面黄色痿，实则舌强直、不嗜食、呕逆、四肢缓；虚则多澼（“澼”元本作“癖”）、喜吞、注痢不已（“注”元本作“主”）。又脾虚，则精不胜，元气乏力，手足缓弱（“力，手足缓”四字，元本仅作一“先”字），不能自持。其脉来似流水，曰太过，病在外也（《中藏经》无“也”字）；如鸟距，曰不及，病在内。太过令人四肢沉重、言语謇涩；不及令人中满、不食、乏力、手足缓弱不遂、涎引口中（《中藏经》注“中”字云：一作“出”）、四肢肿胀、溏泄不时、梦中饮食。脾脉来而和柔者，如鸡践地，曰平；来实而满，稍数（“稍”原作“指”，从《中藏经》改），如鸡举足，曰病；又如鸟之啄，如鸟之距，如屋之漏（“屋”原作“水”，从《素问·平人气象论》及《中藏经》改），曰死。中风则翕翕发热、状如醉人、腹中烦满（“烦”原误作“服”，从《中藏经》改）、皮肉瞤瞤而起（“瞤瞤”原误作“烂烂”，据《中藏经》改；《中藏经》无“而起”二字），其脉阿阿然缓（“其脉”二字原夺，复多“缓”字，据《中藏经》补删），曰平；反弦急者（“反”字原夺，据《中藏经》补），肝来克脾也（“来”字原夺，据《中藏经》补），真鬼相遇（“真鬼”之说，迷信，不可从，下同），大凶之兆也。又微涩而短者（“而”字原夺，据《中藏经》补），肺乘于脾，不治自愈；又沉而滑者，肾来乘脾（“乘”《中藏经》作“从”，可参），亦为不妨（“为不”原作“不为”，据《中藏经》乙转）；又浮而洪，心来生脾，不为疾耳。脾病色黄、体重、失便、目直视、唇反张、爪甲青、四肢沉（“沉”《中藏经》作“逆”，可参）、吐食、百节疼痛不能举，其脉当浮大而缓（“当”字原夺，据《中藏经》补），今反弦急（“今”字原夺，“弦”原误作“絃”，据《中藏经》补改），其色青，死不治。又脾病，其色黄、饮食不消、心腹胀满（“心”字原夺，据《中藏经》补）、体重、节痛、大便硬（“硬”字原夺，据《中藏经》补）、小便不利（“小便”二字原夺，据《中藏经》补），其脉微缓而长者，可治。脾气虚，则大便滑、小便利（“大便滑、小便利”原作“大小便不利”，从《中藏经》改）、汗出不止、五液注下，为五色注痢下也。又积在其中，久不愈，四肢不收，黄疸，食不为肌肤（“肌肤”原误作一“饥”字，从《中藏经》改），气满胀喘喘而不定也（“满”字原夺，“定”原作“足”，据《中藏经》补改）。脾实则时梦筑墙垣盖屋，盛则梦歌乐，虚则梦饮食不足。厥邪客于脾，则梦大泽、丘陵、风雨坏屋（“坏屋”二字原夺，据元本及《中藏经》补）。脾胀则善哕、四肢急、体重（“重”字原夺，据《中藏经》补）、不食、善噫（“噫”原误作“慧”，据《中藏经》改，元本作“恚”）。脾病日昳慧（“日昳慧”三字原夺，据《素问·藏气法时论》及《中藏经》补），平旦甚，日中持，下晡静。脉急甚，则瘈疭，微急，则膈中不利，食不下而还出；缓甚，则痿厥，微缓，则风痿，四肢不收（“收”原作“持”，从《中藏经》改）；大甚，则暴仆（“则”字原夺，据《中藏经》补），微大，则痹疝（“则痹疝”三字原夺，据《中藏经》补），气裹大脓血在肠胃之外（“气裹大脓血”原误作“气衰血脓”，“外”原误作“大”，据《中藏经》改）；小甚，则寒热作，微小，则消瘅（“瘅”原误作“痹”，据元本及《中藏经》改）；滑甚，则癞疝，微滑，则虫毒，肠鸣中热；涩甚，则肠癞，微涩，则内溃下脓血（“内”字原夺，据《中藏经》补）；脾脉至，大而虚，则有积（“脾脉至，大而虚，则有积”《中藏经》作“脾脉之至也，大而虚，则有积气在腹中”）。脾气绝（《中藏经》无“气”字），则十日死。唇焦枯无纹理（“纹理”原作“文”，从《中藏经》改），面青黑者（《中藏经》“面”作“而”），脾先死（《中藏经》“死”作“绝”）。脾病，面黄目赤者（“者”字原夺，据元本及《中藏经》补），可治（“可治”二字原夺，据元本及《中藏经》补）；青黑色入口，半年死；色如枳实者（“者”字原夺，据《中藏经》补），一日死（“日”《中藏经》作“月”）；吉凶休咎，皆见其色出于部分也（“见”原误作“是”，“于”“分”二字，原均误作“外”，从《中藏经》改）。又口噤、唇青（“青”元本作“青黑”）、四肢重如山不能自持、大小便利无休歇、饮食不入，七日死。又唇虽痿黄、语声啭啭者（“啭啭”原误作“似转”，从《中藏经》改），尚可治。脾病，水气久不去（“水”《中藏经》作“疟”），腹中痛鸣，徐徐热汗出，其人本意宽缓（“本意宽”原作“又觉”二字，从《中藏经》改），今反急，怒语而鼻笑（“今反急，怒语而鼻笑”，《中藏经》作“今忽反常而嗔怒，正言而鼻笑”），不能答人（“答人”下，元本有“者”字），此不过一日（《中藏经》“日”作“月”），祸必至矣。又脾中寒热，则使人腹中痛、不下食，病甚舌强（“舌”原误作“苦”，从《中藏经》改）、语涩、转筋、卵缩（“转筋、卵缩”原误作“转卵宿囊”，从《中藏经》改）、阴股腹中引痛（“股”字原夺，据《中藏经》补）、身重、不思食、膨胀，变则水泄不能卧者，十死不治。脾土热（“土”原误作“上”，从元本改），则面黄、目赤、季胁痛满（“季”原误作“痛”，从《中藏经》改）；寒则吐涎沫而不食、四肢痛、滑泄不已、手足厥，甚则战栗如疟也。临病之时，切要明察脉证（“明”原误作“分”，从元本改），然后投药。此脾脏虚实寒热，生死逆顺脉证之法也。

《主治备要》云（“备”原作“秘”，参照本篇文例改）：是动则病舌本强、食则呕、胃脘痛、腹胀、善噫、得后与气则快然如衰（“如”原误作“而”，据《灵枢·经脉》改）、身体皆重。主脾所生病者，舌本痛、体不能动摇、食不下、烦心、心下急痛、寒疟（元本无“寒疟”二字）、溏瘕泄、水闭、黄疸、不能卧、强立、股膝内肿厥、足大指不用。脾苦湿，急食苦以燥之，白术；脾虚则以甘草（“虚则”元本作“欲缓”，“甘草”下，元本有“之甘，补以人参之甘，泄以黄连之苦”十四字）、大枣之类补之；实则以枳壳泻之。如无他证，虚则以钱氏益黄散，实则以泻黄散。心乃脾之母，炒盐补之；肺乃脾之子，桑白皮泻之。

胃之经

胃之经，足阳明，湿，戊土。

胃者，脾之腑也，又名水谷之海（“水”原误作“米”，从《中藏经》改），与脾为表里；胃者人之根本，胃气壮，则五脏六腑皆壮也（《中藏经》无“也”，疑衍），足阳明是其经也。胃气绝，五日死。实则中胀便难、肢节痛、不下食、呕逆不已；虚则肠鸣胀满、滑泄（《中藏经》“滑泄”前有“引水”二字）；寒则腹中痛、不能食冷物（“冷”原误作“能”，从《中藏经》改）；热则面赤如醉人、四肢不收持（“收”字原夺，据《中藏经》补）、不得安眠（“得”字原夺，据《中藏经》补，“眠”《中藏经》作“卧”）、语狂、目乱、便硬者是也。病甚则腹胁胀满、呕逆不食、当心痛，下上不通（“下上”元本作“上下”，“通”原误作“痛”，从《中藏经》改）、恶闻香臭（“香臭”《中藏经》作“食臭”）、嫌人语、振寒、善欠伸。胃中热，则唇黑（“则”字原夺，据《中藏经》补），热甚，则登高而歌、弃衣而走、颠狂不定、汗出额上（“额上”下原衍“陷”字，从《中藏经》删）、衄衃不止（“衄衃”原作“衄血”，从《中藏经》改）；虚极则四肢肿满、胸中短气、谷不化、中满也（“满”《中藏经》作“消”）。胃中风，则溏泄不已；胃不足，则多饥、不消食。病人鼻下平，则胃中病，渴者可治（“可治”《中藏经》作“不可治”）。胃脉搏坚而长，其色黄赤者，当病折髀（“黄赤者，当病折髀”原作“赤病”二字，据《中藏经》补）；其脉弱而散者（“弱”元本作“软”），病食痹（“痹”原误作“脾”，从《中藏经》改）；

右关上浮而大者，虚也；浮而短涩者，实也；浮而微滑者，亦实也（“实”原作“虚”，从《中藏经》改）；浮而迟者，寒也；浮而数者，热也。此胃腑虚实寒热（“腑”原误作“脏”，从句首改），生死逆顺脉证之法也。

《主治备要》云：是动则病凄沧振寒（“凄沧”原作“悽怆”，从《素问·气交变大论》改）、善呻数欠（“呻”原误作“伸”，据《素问·阴阳应象大论》改）、颜黑，病至则恶人与火，闻木声则惕然而惊，心欲动，独闭户塞牖而处（“独闭户塞牖而处”原误作“欲闭户犹处”，从《灵枢·经脉》改），甚则登高而歌、弃衣而走、贲响腹胀，是为骭厥（此下当有缺文，可参阅《灵枢·经脉》）。《脉诀》云：右关上，脾胃脉之所出也，先以轻手得之，是胃，属表；后以重手得之，是脾，属里。脾合肌肉，脾脉循肌肉而行，持脉指法，如九菽之重，按至肌肉，脉道如微风轻飏柳梢者为缓；又稍稍加力，脉道敦实者为大，此为缓大，脾家不病脉之状也（“脉”字原夺，据元本补）。脾脉本部在肌肉，若出于肌肉之上，见于皮毛之间者，是其浮也；入于肌肉之下，见于筋骨之分者，是其沉也。

心包络

心包络，手厥阴，为母血（“母血”，原目录作“戊火”，取包络为阴而主血之义）。

是动则病手心热、肘臂挛急、腋肿，甚则胸胁支满（“支”原误作“肢”，从《灵枢·经脉》改）、心中憺憺大动（“憺憺”原作“澹澹”，从《灵枢·经脉》改）、面赤目黄（“面”原误作“而”，从《灵枢·经脉》改）、喜笑不休，是主脉所生病者（“是”字原夺，据《灵枢·经脉》补），烦心、心痛、掌中热，治法与小肠同。

三　焦

三焦，手少阳，为父气（“父气”，原目录作“亥火”，此处误作“父母”，取三焦为阳而主气之义，与包络母血相对）。

三焦者，人之三元之气也（“之”字原夺，据《中藏经》补），号曰中清之腑，总领五脏六腑、营卫、经络、内外左右上下之气也。三焦通，则上下内外左右皆通也。其于灌体周身，和内调外，营养左右，宣通上下（“营养左右，宣通上下”，《中藏经》作“荣左养右，导上宣下”），莫大于此也。又名玉海水道，上则曰三管，中则曰霍乱，下则曰走泄（“泄”，《中藏经》作“哺”），名虽三而归其一(《中藏经》无“其”字)，有其名而无其形(“无”字原夺，据《中藏经》补)，亦号孤独之府。而卫出于上(“出”原作“生”，从《中藏经》改)，营出于中，上者络脉之系也，中者经脉之系也(“脉”原误作“临”，从《中藏经》改；“上者络脉之系也，中者经脉之系”，元本作“络脉之系属上，经脉之系属中”)，下者水道之系也(“道”元本作“气”)，亦又属膀胱之宗始(“亦又”原作“又亦”，从《中藏经》乙转)，主通阴阳，调虚实(“调虚实”三字原夺，据《中藏经》补)、呼吸。有病则善腹胀气满(“善”《中藏经》作“苦”)、小腹坚(“腹”原作“便”，从《中藏经》改)、溺而不得(“溺”原误作“弱”，从《中藏经》改)、大便窘迫也(“大便”《中藏经》作“便而”二字)。溢则作水，留则作胀，手少阳是其经也。又上焦实热，则额汗出而身无汗(“出”字原夺，据《中藏经》补)，能食而气不利，舌干、口焦、咽闭之类，腹胀、肋胁痛；寒则不入食、吐酸水、胸背引痛、嗌干，津不纳也；实则食已而还出，膨膨然不乐(“膨膨”原作“彭彭”，从《中藏经》改)；虚则不能制下(“制”字原夺，据元本及《中藏经》补)，遗溺、头面肿也。中焦实热，则下上不通，腹胀而喘，下气不上，上气不下，关格不利也(“格”原作“隔”，从《中藏经》

改）；寒则下利不止、饮食不消、中满；虚则肠鸣膨膨也（“膨膨”《中藏经》作“鼓胀”，元本作“膨胀”）。下焦实热，则小便不通、大便亦难、苦重痛也（“重”字原夺，据元本及《中藏经》补）；虚寒则大小便泄下不止也（“大小便泄”原作“小便涩”，从《中藏经》改）。三焦之气和则内外和（“之气”二字原夺，据《中藏经》补），逆则内外逆也（“逆”原误作“遂”，从元本及《中藏经》改）。故云：三焦者，人之三元之气也（“人”字上，元本有“是”字；两“之”字原夺，据《中藏经》补）。此三焦虚实寒热（“实”字原夺，据《中藏经》补），生死逆顺之法也。

《主治备要》云：是动则病耳聋，浑浑焞焞，嗌肿喉痹（“痹”原误作“脾”，据《灵枢·经脉》改）。是主气所生病者（“是”字原夺，据《灵枢·经脉》补），汗出、目锐眦痛（“锐”字原夺，“痛”原误作“病”，据《灵枢·经脉》补改）、颊痛（“痛”原误作“肿”，据《灵枢·经脉》改）、耳后肩臑肘臂外皆痛（“皆”原误作“眦”，“痛”下原有“也”，据《灵枢·经脉》改删）、小指次指不用。《脉诀》云：右尺三焦、命门脉之所出，先以轻手得之，是三焦，属表；后以重手得之，是命门，属里也。上焦热（“热”原误作“执”，据元本改），凉膈散、泻心汤（“泻”原误作“洗”，据元本改；“汤”元本作“散”）；中焦热，调胃承气汤（“调”原误作“谓”，据元本改）、泻脾散（“泻”原误作“泄”，据文义改）；下焦热，大承气汤（“汤”字原夺，据元本补）、三才封髓丹。气分热，柴胡饮子、白虎汤；血分热，桃仁承气汤、清凉饮子；通治其热之气，三黄丸、黄连解毒汤是也。

肺之经

肺之经，肺之脉本部在于皮毛（“之”字疑衍），手太阴，燥，辛金。

经曰（“经曰”二字原夺，据元本补）：肺者，魄之舍也，生气之源，号为相傅（“相傅”《中藏经》作“上将军”三字），乃五脏之华盖也；外养皮毛，内营肠胃，与大肠为表里，手太阴阳明是其经也（“阳明”二字疑衍，《中藏经》无）。肺气通于鼻（“肺气通于鼻”原作“气通”二字，从《中藏经》改），和则知其香臭（“和”字原夺，据《中藏经》补；“知其香臭”《中藏经》作“能知香臭也”）；有病则善咳（“病”《中藏经》作“寒”）、鼻流清涕（“鼻”上《中藏经》有“实则”二字）；凡虚实寒热（“凡”字原夺，据《中藏经》补），则皆使人喘嗽。实则梦刀兵恐惧、肩息、胸中满；虚则寒热、喘息（“胸中满；虚则寒热、喘息”九字原夺，据《中藏经》补）、利下、少气力、多悲感，旺于秋。其脉浮而毛，曰平；又浮而短涩者，肺脉也；其脉来毛而中央坚，两头虚（“头”，《素问·玉机真藏论》作“旁”），曰太过，则令人气逆、胸满、背痛（《素问·玉机真藏论》“背痛”下有“愠愠然”三字）；不及，令人喘呼而咳（《素问·玉机真藏论》“喘呼”下有“吸少气”三字），上气见血（《素问·玉机真藏论》“见血”下有“下闻病音”四字）。又肺脉来厌厌聂聂，如循榆荚（“循”，《素问·平人气象论》作“落”），曰平；来如循鸡羽，曰病；来如物之浮，如风吹鸟背上毛者（《素问·平人气象论》无“鸟背上”三字），死。真肺脉至（“真”原作“其”，从《素问·玉机真藏论》改），大而虚，如以毛羽中人皮肤（“以”字原夺，据《素问·平人气象论》补；《素问·平人气象论》无“皮”字），其色白赤不泽（“其色白赤”，元本作“其色赤”，无“不泽”二字），其毛折者死。微毛曰平，毛多曰病，毛而弦者春病，弦甚者即病（“者”元本作“曰”）。又肺病，吐衄血、皮热、脉数，颊赤者死；又久咳而见血、身热，而短气，脉当涩（“当”原作“多”，据《中藏经》改），而今反浮大，色当白（“当”原作“多”，据《中藏经》改），而今反赤者，火克金，十死不治；肺病喘咳（元本“咳”下，有“嗽”字）、身寒（“身寒”《中藏经》作“身但寒无热”）、脉迟微者，可治。秋旺于肺，其脉多浮涩而短，曰平，反此为病。又反洪大而长（“而”字原夺，据《中藏经》补），是火刑金，亦不可治；反得沉而软滑者，肾乘于肺，不治自愈；反浮大而缓者，是脾来生肺（“生”原误作“此”，据元本及《中藏经》改），不治自瘥；反弦而长者，是肺被肝横（“是”字原夺，“横”原误作“从”，据《中藏经》补改），为微邪，虽病不妨。虚则不能息、身重（“身”原误作“耳”，从《中藏经》改）；实则咽嗌干（《中藏经》无“实则咽”三字）、喘嗽上气（《中藏经》“嗽”作“咳”）、肩背痛（《中藏经》“肩”作“胸”）。有积，则胁下胀满痛（“则”原误作“在”，从《中藏经》改）。中风则口燥而喘，身运而重，形似冒而肿（“形似冒而肿”，《中藏经》作“汗出而冒闷”），其脉按之虚弱如葱叶，下无根者死。中热则唾血，其脉细紧浮数芤者（《中藏经》“芤”下有“滑”字），皆主失血（《中藏经》“主失血”作“失血病”），此由躁扰、嗔怒、劳伤得之，气壅结所为也。肺胀则其人喘咳（“肺胀则其人喘咳”，原作“又其喘”三字，据《中藏经》改），而目如脱（“如”字原夺，据《中藏经》补），其脉浮大者是也（“者”原夺，据

《中藏经》补）。又肺痿则吐涎沫（“吐”字原夺，据《中藏经》补），而咽干欲饮者，欲愈；不饮者，未瘥。又咳而遗小便者，上虚不能制其下故也。其脉沉涩者（“沉涩”原作“浮涩”，据《中藏经》改），病在内（“在”字原夺，据《中藏经》补）；浮滑者，病在外（“在”字原夺，据《中藏经》补）。肺死则鼻孔开而黑枯，喘而目直视也（“也”原作“者”，从元本及《中藏经》改）。肺绝则十二日死，其状腹满、泄利不觉出、面白、目青，此为乱经（“此为乱经”元本作“此谓经乱也”），虽天命亦不可治。又饮酒当风，中于肺，咳嗽、喘闷，见血者，不可治也；面黄（“面”上《中藏经》有“无血者可治”五字）、目白，亦不可治也（“亦不可治也”《中藏经》作“可治”二字）。肺病颊赤者死；又言喑（“喑”原作“音”，无义，故改）、喘急、短气、好唾，此为真鬼相害，十死十，百死百，大逆之兆也。又阳气上而不降，燔于肺，肺自结邪，胀满（“胀”原作“肠”，从《中藏经》改）、喘急、狂言、瞑目，非当所说（“当”原作“常”，从元本改），而口鼻张、大小便俱胀（“胀”原作“翻张”，从《中藏经》改；惟“俱胀”上《中藏经》有“头”字）、饮水无度，此因热伤于肺（“热伤于肺”原作“阳伤为肺”，据《中藏经》改），肺化为血（“为”字原夺，据《中藏经》补)，半年死。又肺疟使人心寒（“疟”原作“虚”，“人”字原夺，据《中藏经》改补)，寒甚则发热、寒热往来，休作不定，多惊、咳喘（“喘”原作“嗽”，从《中藏经》改)、如有所见者是也。其脉浮而紧，又滑而数（“又”原作“反”，从《中藏经》改)，又迟而涩小，皆为肺疟之脉也（“疟之脉”三字原作一“虚”字，从《中藏经》改)。又其人素声清而雄者（“者”原作“列”，从《中藏经》改)，暴不响亮（“响”字原夺，据《中藏经》补；“亮”下《中藏经》有“而拖气用力”五字，可参)，噎而气短(《中藏经》无“噎而气短”句)，用力言语难出（“难”原作“虽”，从《中藏经》改)，视不转睛，虽未为病，其人不久（“人”字原夺，据《中藏经》补)。肺病实，则上气喘闷（“闷”《中藏经》作“急”)、咳嗽、身热、脉大是也；虚则力乏、喘促、右胁胀、言语气短者是也。乍寒乍热、鼻塞、颐赤、面白，皆肺病之象也（“病”字原夺，据《中藏经》补；“象”《中藏经》作“候”)。此肺脏虚实寒热（“此”字原夺，从文例应补)，生死逆顺脉证法也。

《主治备要》云：是动则病肺胀满，膨膨而喘咳（“膨膨”原作“彭彭”，从《灵枢·经脉》改)，缺盆中痛甚，则交两手而瞀，此为臂绝（“此”原作“是”，从《灵枢·经脉》改）。是主肺所生病者（“是”字原夺，据《灵枢·经脉》补），咳嗽（“嗽”字《灵枢·经脉》无）、上气、喘、渴、烦心、胸满、臑臂内前廉痛厥（“痛”原作“病”，从《灵枢·经脉》改）、掌中热，气盛有余，则肩背痛，风寒，汗出中风，小便数而欠；气虚则肩背痛寒，少气不足以息，溺色变，遗矢无度。肺苦气上逆（“苦”原作“若”，从《素问·藏气法时论》改），黄芩。肺欲收以酸，白芍药也，补以五味子之酸，泻以桑白皮之辛。虚则五味子补之，实则桑白皮泻之。如无他证，钱氏泻白散，虚则用阿胶散。虚则补其母，则以甘草补土；实则泻其子，以泽泻泻肾水。

大肠经

大肠经，手阳明（“明”字原夺，据文义补），燥，庚金。

经曰：大肠者，肺之腑也，传道之司，号监仓之官；肺病久，则传入大肠，手阳明是其经也。寒则泄，热则结，绝则利下不止而死（此句《中藏经》作“绝则泄利无度，利绝而死”），热极则便血。又风中大肠则下血（“风中”原作“中风”，从《中藏经》乙转）。又实热则胀满而大便不通（“胀”原作“肠”，据元本改）；虚寒则滑泄不止。大肠者（“者”字原夺，从《中藏经》补），乍虚乍实，乍来乍去，寒则溏泄，热则后重，有积物则发寒栗而战，热则发渴如疟状（“而战，热则发渴如疟状”《中藏经》作“而发热有如疟状也”）。积冷不去，则当脐痛，不能久立，痛已则泄白物是也。虚则喜满喘嗽（“嗽”《中藏经》作“咳”），咽中如核妨矣（“咽”《中藏经》作“喉咽”）。此乃大肠虚实寒热，生死逆顺脉证之法也（“逆顺”原夺，据元本补）。

《主治备要》云：是动则病齿痛、颈肿。是主津液所生病者，目黄、口干、鼽衄、喉痹、肩前臑痛、大指次指痛不用（“痛”字原夺，据《灵枢·经脉》补）。气有余，则当脉所过者热肿，虚则寒栗不复。《脉诀》云：右寸大肠肺脉之所出也，先以轻手得之，是大肠，属表；后以重手得之，是肺，属里。肺合皮毛，肺脉循皮毛而行，持脉指法，如三菽之重，按至皮毛而得之者，为浮；稍稍加力，脉道不利，为涩；又稍加力，脉道缩入关中，上半指不动，下半指微动者，为短。此乃浮涩而短，肺不病之状也。肺脉本部出于皮毛之上（“出”元本作“在”），见于皮肤之表，是其浮也；入于血脉肌肉之分（元本无“于”字，而有“皮毛之下见”五字），是其沉也。

肾之经

肾之经，命门，肾脉本部在足少阴（“在”原作“近”，据文例改；元本“足”上有“骨”字），寒，癸水。

经曰：肾者（“肾者”二字原夺，据元本及《中藏经》补），精神之舍，性命之根，外通于耳，男子以藏精（“藏”原作“脏”，从《中藏经》改），女子以系胞，与膀胱为表里，足少阴、太阳是其经也（“太阳”二字疑衍）。肾气绝，则不尽天命而死也，旺于冬，其脉沉滑曰平（“滑”《中藏经》作“濡”，元本作“营”），反此者病。其脉来如弹石名曰太过（“石”原作“也”，从《中藏经》改），病在外；其去如解索，谓之不及，病在内。太过令人解㑊脊痛（“脊痛”《素问·玉机真藏论》作“脊脉痛”），而少气不欲言；不及则令人心悬、小腹满、小便滑、变黄色（“心悬、小腹满、小便滑、变黄色”《素问·玉机真藏论》作“心悬如病饥，眇中清，脊中痛，少腹满，小便变”）。又肾脉来喘喘累累如钩，按之紧曰平（“紧”《素问·平人气象论》作“而坚”二字）；又来如引葛，按之益坚曰病（“之”字原夺，据《素问·平人气象论》补）；来如转索（“转索”《素问·平人气象论》作“夺索”），辟辟如弹石曰死；又肾脉但石无胃气亦死。肾有水，则腹胀、脐肿、腰重痛、不得溺、阴下湿如同牛鼻头汗出，足为逆寒（“足”原作“是”，从《中藏经》改），大便难。肾病，手足冷、面赤、目黄、小便不禁、骨节烦疼，小腹结瘀热（“腹”原作“肠”，从《中藏经》改；“瘀热”《中藏经》作一“痛”字），气上冲心，脉当沉细而滑（“当”“细”二字原夺，据《中藏经》补），今反浮大（“浮大”下《中藏经》有“而缓”二字），其色当黑，今反黄（“今反黄”三字原夺，据《中藏经》补），其人吸吸少气、两耳若聋（“若”元本作“苦”）、精自出、饮食少、便下清谷，脉迟可治。冬则脉沉而滑曰平（“沉”《中藏经》作“沉濡”），反浮大而缓，是土来克水（“来”字原夺，据《中藏经》补），大逆，十死不治（“大逆，十死不治”六字原夺，据《中藏经》补）；反浮涩而短，是肺来乘肾（“来”字原夺，据《中藏经》补），虽病易治（“虽病”二字原夺，据《中藏经》补）；反弦细而长者（“细而”“者”三字原夺，据《中藏经》补），肝来乘肾（“来”字原夺，据《中藏经》补），不治自愈；反浮大而洪，心来乘肾（“来”字原夺，据《中藏经》补），不妨（“不妨”《中藏经》作“不为害”）。肾病腹大、胫肿（“腹大、胫肿”原作“腹体肿满病”，从《中藏经》改）、喘咳、身重（“喘咳、身重”原作“咳嗽”二字，从《中藏经》改）、寝汗出（“寝”字原夺，据《中藏经》补）、憎风（“风”原作“寒”，从《中藏经》改）；虚则胸中痛（“虚”上原有“风”字，从《中藏经》删；“胸中痛”下《中藏经》有“大腹、小腹痛，清厥意不乐也”两句）。阴邪入肾，则骨痿腰痛，上引背脊痛（“骨痿腰痛，上引背脊痛”，《中藏经》作“骨痛，腰上引项脊背疼”）。过房（“过房”《中藏经》作“此皆举重用力及遇房”），汗出当风，浴水久立，则肾损（“肾损”《中藏经》作“伤肾也”）。其脉急甚，则病痿（“病痿”《中藏经》作“肾痿瘕疾”）；微急则沉厥奔豚，足不收。缓甚则虚损（“虚损”《中藏经》作“折脊”）；微缓则洞泄、食不下入咽还出（“下”元本及《中藏经》作“化”）。大甚则阴痿（“痿”原作“厥”，从《中藏经》改）；微大则水气起脐下（“水气”《中藏经》作“石水”；“起”字原夺，据《中藏经》补），其肿埵埵然而上至胸者（“其肿埵埵然”原作“肿肿”二字，从《中藏经》改；“胸”《中藏经》作“胃脘”），死不治（“不治”二字原夺，据《中藏经》补）。小甚则亦洞泄（“亦”字疑衍，《中藏经》无）；微小则消瘅。滑甚则癃癞（“甚”字原夺，“癞”原作“溺”，从《中藏经》补改）；微滑则骨痿，坐不能起，目视见花（“见”字原夺，据《中藏经》补）。涩甚则寒壅塞；微涩则不月（“不月”二字原夺，据《中藏经》补）、痔疾。其脉之至也（“之”“也”二字原夺，据《中藏经》补），坚而大，有积气在阴中及腹内也（“积”原作“肿”，从《中藏经》改），名曰肾痹（“曰”字原夺，“痹”原作“瘅”，从《中藏经》补改），得之浴清水，卧湿地来（“浴清水，卧湿地来”《中藏经》作“因浴冷水而卧”）。沉而大坚，浮之而紧，手足肿厥、阴痿不起、腰背痛、小腹肿（“肿”字原夺，据《中藏经》补），心下有水气，时胀满而洞泄（“而”字原夺，据《中藏经》补），此因浴水未干而房事得之也（“此因浴水未干而房事”《中藏经》作“此皆浴水中，身未干而合房”）。虚则梦舟舡溺人（《中藏经》无“舡”字），得其时，梦伏水中（“得其时，梦”四字原夺，据《中藏经》补），若有所畏（“若有所畏”四字原夺，据《中藏经》补；此句下，《中藏经》尚有“盛实则梦腰脊离解不相属，厥邪客于肾”十六字）；实则梦临深投水中（“深”原作“源”，从《中藏经》改）。肾胀则腹痛满（“痛”字原夺，据《中藏经》补），引脊腰痹痛（《中藏经》作“引背快快然腰痹痛”）。肾病夜半平（“平”《素问·藏气法时论》作“慧”），四季甚，下晡静。肾生病，口热、舌干、咽肿、上气、嗌干及痛、烦心而痛、黄疸、肠澼、痿厥、腰脊背急痛、嗜卧、足心热而痛（“足心”《灵枢·经脉》作“足下”）、胻酸。肾病久不愈，而膂筋疼（“膂筋疼”《中藏经》作“腿筋痛”）、小便闭、而两胁胀满（“满”《中藏经》作“支满”）、目盲者死。肾之积（“之”原作“则精”二字，据《中藏经》改），苦腰脊相引而痛（“苦”原作“与”，“脊”字原夺，据《中藏经》改补），饥见饱减，此肾中寒结在脐下也（“此肾中”原作“又骨”二字，从元本及《中藏经》改）。积脉来细而软，附于骨者是也，面白目黑（元本作“面黑目白”），肾已内伤，八日死。又阴缩，小便不出，出而不止者（“止”《中藏经》作“快”），亦死。又其色青黄连耳（“其”字原夺，据《中藏经》补），其人年三十许，百日死；若偏在一边，一年死（“年”《中藏经》作“月”）。实则烦闷、脐下重；热则口舌焦而小便涩黄；寒则阴中与腰背俱肿疼、面黑、耳聋、干呕而不食（“呕”《中藏经》作“哕”）、或呕血者是也。又喉鸣、坐而喘咳、唾血出，亦为肾虚寒，气欲绝者（“气”字原夺，据《中藏经》补）。此肾脏虚实寒热，生死逆顺脉证之法也。

《主治备要》云：是动则病饥不欲食（“食”原误作“死”，从《灵枢·经脉》改）、面如漆柴（“面如漆柴”原作“面黑如漆”，从《灵枢·经脉》改）、咳唾则有血、喝喝而喘坐而欲起（“喝喝”原作“喉鸣”，从《灵枢·经脉》改）、目𥆨𥆨如无所见（“如”原作“而”，从《灵枢·经脉》改）、心如悬若饥状，气不足则善恐、心惕惕然如人将捕之（《灵枢·经脉》无“然”字），是为骨厥。是主肾所生病者（“是”字原夺，据《灵枢·经脉》补），口热、舌干、咽肿、上气、嗌干及痛、烦心、心痛（“心”字原夺，据《灵枢·经脉》补）、黄疸、肠澼、脊股内后廉痛（“脊”原夺，据《灵枢·经脉》补）、痿厥（“厥”原误作“绝”，从《灵枢·经脉》改）、嗜卧、足下热而痛也。肾苦燥（“苦”原误作“若”，据文义改），则以辛润之，知母、黄柏是也。肾欲坚，坚以知母之苦（“坚”原误作“用”，据文义改），补以黄柏之苦，泻以泽泻之咸；肾虚则以熟地黄、黄柏补之。肾本无实，不可泻，钱氏止有补肾地黄丸，无泻肾之药。肺乃肾之母，金生水，补母故也，又以五味子补之者是也。

膀胱经

膀胱经，足太阳，寒，壬水。

经曰：膀胱者，津液之府也，与肾为表里，号为水曹掾（“掾”字原夺，据《中藏经》补），又名玉海

（“又”原夺，“海”下原衍“也”字，从《中藏经》补删），足太阳是其经也（“足”原误作“是”，“是其”原误作一“之”字，均从《中藏经》改）。总通于五腑（“于”字原夺，据《中藏经》补），所以五腑有疾，则应膀胱；膀胱有疾，即应胞囊也（“即应”“也”三字原夺，据《中藏经》补）。伤热则小便不利（“伤热则”三字原夺，据《中藏经》补），热入膀胱，则其气急，而小便黄涩也；膀胱寒则小便数而清白也（“白”字《中藏经》无）。又水发则其根在膀胱（“水”《中藏经》作“石水”；“其”字原夺，据《中藏经》补），四肢瘦小（“四肢瘦小”四字原夺，据《中藏经》补），而腹反大是也（“而腹反大是也”原作“腹反大而也”，从《中藏经》改）。又膀胱咳久不已（“久”字原夺，据《中藏经》补），传之三焦，满而不欲饮食也（“满”《中藏经》作“肠满”）。然上焦主心肺之病（“上”原误作“三”，从《中藏经》改），人有热，则食不入（“入”字下《中藏经》有“胃”字）；寒则神不守（“神”《中藏经》作“精神”）、泄下利不止、语声不出也。实则上绝于心气不行也（“心”字原夺，据《中藏经》补）；虚则引热气于肺（《中藏经》作“虚则引起气乏于肺也”）。其三焦和（元本“三焦”下有“之气”二字），则五脏六腑之气和（“之气”下，元本有“皆”字），逆则皆逆。膀胱经中有厥气（《中藏经》作“膀胱中有厥阴气”），则梦行不快（“则”字原夺，据《中藏经》补）；满胀，则小便不下、脐下重闷（“重”原作“肿”，从《中藏经》改）或肩痛也（“肩痛也”原误作“肾病”二字，从《中藏经》改）。绝则三日死（“则”字原夺，据《中藏经》补），死在鸡鸣也。此膀胱虚实寒热生死逆顺脉证之法也（“寒热”二字原夺，遵本书体例补）。

《主治备要》云：是动则病气冲头痛（“气”字《灵枢·经脉》无）、目似脱、项似拔、脊痛、腰似折、髀不可以曲、腘如结（“如”原作“似”，据《灵枢·经脉》改）、踹如裂（“踹”原误作“臑”，据《灵枢·经脉》改），是为踝厥。是主筋所生病者（“是”字原夺，据《灵枢·经脉》补），痔、疟、狂、癫疾，头囟项痛、目黄、泪出、鼽衄，项、背（“背”原作“脊”，据《灵枢·经脉》改）、腰、尻、腘、踹（“踹”原误作“臑”，从《灵枢·经脉》改）、脚皆痛，足小指不用。《脉诀》云：左尺，膀胱肾脉之所出也。先以轻手得之，是膀胱，属表；后以重手得之，是肾，属里。命门与肾脉循骨而行，持脉指法（“持”原误作“指”，据文义改），按至骨上得之为沉；又重手按之，脉道无力者，为濡；举手，来疾流利者为滑。此乃沉濡而滑，命门与肾脉不病之状也（“脉”原误作“肺”，从元本改）。命门与肾部近骨，若出于骨上，见于皮肤血脉筋骨之间，是其浮也；入而至骨，是其沉也。

三才治法

华氏《石函经》曰（“《石函经》”见《中藏经》卷中“论诸病治疗交错致于死候第四十七”）：夫病有宜汤者、宜丸者（《中藏经》“宜”字上有“有”字，下四“宜”同）、宜散者，宜下者、宜吐者、宜汗者。汤可以荡涤脏腑，开通经络，调品阴阳；丸可以逐风冷，破坚积（《中藏经》“积”作“癥”），进饮食；散可以去风（“去”《中藏经》作“祛”）、寒、暑、湿之气，降五脏之结伏（“降”《中藏经》作“除剪”二字，元本作“除”），开肠、利胃（“利”《中藏经》作“和”）。可下而不下，使人心腹胀满、烦乱、鼓胀（“胀”原作“肿”，《中藏经》同，惟于义难通，仍改）；可汗而不汗，则使人毛孔闭塞，闷绝而终；可吐而不吐，则使人结胸上喘，水食不入而死（“食”疑为“饮”字之讹）。

三感之病

(“三感之病”四字，原误植于前章句首“华氏《石函经》曰”之上，于文义不合，而此章既缺标题，又为三感之内容，故移至此，补作标题。)

《内经》治法云（出《素问·阴阳应象大论》）：天之邪气感，则害人五脏，肝、心、脾、肺、肾，实而不满，可下之而已。水谷之寒热感，则害人六腑，胆、胃、三焦、膀胱、大肠、小肠，满而不实，可吐之而已。地之湿气感，则害人肌肤，从外而入，可汗而已（此句下原有“四因感病”四字，与上文不属，当为下章题名之误植，故删）。

四因之病

注云：外有风、寒、暑、湿，天之四令，无形者也；内有饥、饱、劳、逸，亦人之四令，有形者也。

一者，始因气动而内有所成者，谓积聚癥瘕、瘤气、瘿气、结核、狂瞀（“狂瞀”二字，王注无。以下均出《素问·至真要大论》王冰注，并简称“王注”）、癫痫。

二者，始因气动而外有所成者，谓痈肿疮疡、疥癞（“疥癞”王注作“疣疥”）、疽痔、掉瘛（“瘛”原作“气”，从王注改）、浮肿、目赤、熛胗（“胗”原作“丹”，从王注改）、者痓（“者痓”二字于上下文不属，王注无，疑衍）、胕肿、痛痒。

三者，不因气动而病生于内者（“不因气”原作“因气不”，从王注乙转），谓留饮、澼食、饥饱、劳逸、宿食、霍乱、悲恐、喜怒、想慕忧结。

四者，不因气动而病生于外者，谓瘴气魅贼、虫蛇蛊毒、蜚尸鬼击（“蜚”原作“伏”，从王注改）、冲薄坠堕（“冲薄”二字原夺，据王注补）、风寒暑湿、斫射刺割等（“斫”原作“砟”，从王注改；“刺割”下，王注有“捶扑”二字）。

五郁之病

注云：五运之法也。

木郁之病，肝酸木风（“木风”原作“风形”二字，依文例改）。

注云：故民病胃脘当心而痛，四肢（“四肢”《素问·六元正纪大论》作“上肢”）、两胁、咽膈不通（“咽膈”《素问·六元正纪大论》作“膈咽”），饮食不下，甚则耳鸣、眩转、目不识人，善暴僵仆、筋骨强直而不用、卒倒而无所知也。经曰：木郁则达之，谓吐令其调达也。

火郁之病，心苦火暑。

注云：故民病少气，疮疡痈肿，胁腹、胸背、面首（“胁腹、胸背、面首”原作“胸胁背手面”，从《素问·六元正纪大论》改）、四肢膜膹胪胀（“膜膹胪胀”原作“膜膹胀”，从《素问·六元正纪大论》改），疡痱呕逆，瘛疭骨痛，节乃有动瘛（“痛，节乃有动”原作“节疼痛及有动”，从《素问·六元正纪大论》改），注下温疟，腹中暴痛，血溢流注，精液乃少，目赤心热，甚至瞀闷懊憹，善暴死。经曰：火郁发之，谓汗令其发散也。

土郁之病，脾甘土湿（“土湿”二字原夺，依文例补）。

注曰：故民病心腹胀（“心”字原夺，据《素问·六元正纪大论》补），肠鸣而为数便（“便”《素问·六元正纪大论》作“后”)，甚则心痛胁䐜、呕吐霍乱（“吐”原作“逆”，据《素问·六元正纪大论》改），饮发注下，胕肿身重（“胕”原作“跗”，从《素问·六元正纪大论》改），则脾热之生也。经曰：土郁夺之，谓下之令无壅滞也（“之令”原夺，据《素问·六元正纪大论》王冰注补）。

金郁之病，肺辛金燥（“金燥”二字原夺，依文例补）。

注云：故民病咳逆，心胁满（“胁”原作“腹”，据《素问·六元正纪大论》改），引少腹（“少腹”原作“两胁”，据《素问·六元正纪大论》改），善暴痛（“善”原作“苦”，据《素问·六元正纪大论》改），不可反侧，嗌干、面尘色恶（“恶”字原脱，据《素问·六元正纪大论》补），乃金胜木而病也。经曰：金郁泄之，解表利小便也。

水郁之病，肾咸水寒（“水寒”二字原夺，依文例补）。

注云：故民病寒客心痛（“客”字原夺，据《素问·六元正纪大论》补），腰椎痛，大关节不利（“不利”原作“腰也不可”，据《素问·六元正纪大论》改），屈伸不便，善厥逆，痞坚腹满，阴乘阳也。经曰：水郁折之（“折”原误作“抑”，据《素问·六元正纪大论》改），谓抑之制其冲逆也。

五运之政，犹权衡也（“也”字原夺，据《素问·气交变大论》补），高者抑之，下者举之，化者应之，变者复之，此生长化收藏之理也（“此生长化收藏之”七字原夺，据元本补；《素问·气交变大论》为“此生长化成收藏之理，气之常也”），失常则天地四塞也（“塞”原误作“寒”，从《素问·气交变大论》改）。

六气主治要法

大寒丑上，初之气（“之”字下原衍“者”字，据下文例删）。

自大寒至春分，厥阴风木之位，一阳用事，其气微。故曰少阳得甲子元头，常以大寒初交之气（元本“常”下有“准”字），分以六周甲子，以应六气下。十二月、正月、二月少阳，三阴三阳亦同。

注云：初之气为病，多发咳嗽，风痰、风厥，涎潮痹塞，口㖞、半身不遂、失音，风癫（“癫”原误作“颠”，据元本改）、风中妇人、胃中留饮，脐腹微痛、呕逆、恶心、旋运、惊悸，阳狂心风（“阳狂”原作“狂阳”，从文义乙转），搐搦、颤掉。初之气（“气”原误作“义”，不可训，故改），依《内经》在上者宜吐，在下者宜下。

春分卯上，二之气。

春分至小满，少阴君火之位，阳气动清明之间（“动”字原夺，据前后文义补），有阳明之位也。

注云：二之气为病，多发风湿（“湿”元本作“温”）、风热。经曰：风伤于阳，湿伤于阴（“湿”元本作“温”）。微则头痛、身热（“身热”二字，原复出，据文义删），发作风湿之候（“湿”元本作“温”），风伤于血也，湿伤于胃气也（“湿”元本作“温”）。是以风湿为病（“湿”元本作“温”），阴阳俱虚，而脉浮、汗出、身重、眠多鼻息（“眠多鼻息”《伤寒论·太阳上》作“多眠睡，鼻息必鼾”）、语言难出。以上二证，不宜热药，下之必死。二之气病，宜以桂枝、麻黄汤发汗而已。

小满巳上，三之气。

小满至大暑，少阳相火之位，阳气发万物俱盛（“气”字原夺，据元本补），故云太阳旺。其脉洪大而长，天气并万物人脉盛。

注云：三之气为病，多发热（“多发热”原作“发热多”，从文义乙转），皆传足经者多矣，太阳、阳明、少阳、太阴、厥阴、少阴。太阳者，发热、恶寒、头项痛、腰背强；阳明者，肌痛（“肌痛”元本作“肌热”）、目痛、鼻干、不得卧；少阳，胸胁痛、耳聋、口苦、寒热往来而呕；此三阳属热。太阴者，腹满、咽干、手足自温、自利不渴、或腹满时痛；少阴（“少阴”下，元本有“者”字），口燥（元本“口”上有“故”字）、舌干而渴；厥阴，烦满（“烦满”原作“腹满”，从《素问·热论》改）、舌卷、囊缩、喘热、闷乱、四肢厥冷、爪甲青色。三之气病，宜下清上凉及温养（“宜下清上凉”，元本作“宜以清上凉下”；元本无“及”字），不宜用巴豆热药下之。

大暑未上，四之气。

大暑至秋分，太阴湿土之位，阳气发散之后，阴已用事，故曰太阴旺，此三阴三阳，与天气标本阴阳异矣。脉缓大而长，燥金旺，紧细短涩，以万物干燥，明可见矣。

注云：四之气为病，多发暑气，头痛、身热、发渴，不宜作热病治宜以白虎汤（“宜”字疑衍），得此病不传染，次发脾泄、胃泄、大肠泄、小肠泄、大瘕泄、霍乱吐泻、白利及赤白相杂（“白利”原作“利白”，据文义乙转，元本作一“痢”字）、米谷不消、肠鸣切痛、面浮、足肿、目黄、口干、胀满气痞、手足无力；小儿亦如之。四之气病宜渗泄（“病”字原夺，据元本补），五苓之类是也。

秋分酉上，五之气。

秋分至小雪，阳明燥金之位，阳衰阴盛，故曰金气旺，其脉细而微。

注云：五之气为病，多发喘息、呕逆、咳嗽，及妇人寒热往来、瘖痓痺痔、消渴中满、小儿斑疹痘疮。五之气病，宜以大柴胡汤解治表里。

小雪亥上，终之气。

小雪至大寒，太阳寒水之位，阴极而尽，天气所收，故曰厥阴旺。厥者，极也，其脉沉短而微（“微”原作“敦”，据下文末句改）。万物收藏在内，寒气闭塞肤腠，气液不能越，故脉微也。

注云：终之气为病，多发风寒、风痰、湿痹四肢不收。秋尽冬水复旺，水湿相搏，肺气又衰，冬寒甚，故发则收引，病厥痿弱无以运用（“痿”字原夺，据元本补）。水液澄澈清冷，大寒之疾，积滞瘕块，寒疝血瘕。终之气病，宜破积、发汗之药是也。

主治心法

随证治病用药（原无此题，惟在“主治心法”题下有“随证治病药品”六字，疑即此题之误植，今从《汤液本草·东垣先生用药心法》移补。）

头痛，须用川芎。如不愈各加引经药：太阳蔓荆（“蔓荆”《汤液本草·东垣先生用药心法》作“川芎”），阳明白芷，少阳柴胡，太阴苍术（“少阳柴胡，太阴苍术”八字原夺，据《汤液本草·东垣先生用药心法》补），少阴细辛，厥阴吴茱萸（“吴”字原夺，据《汤液本草·东垣先生用药心法》补）。

（“如不愈各加引经药”以下，原作“细辛、白芷、蔓荆、茱萸，少阴、阳明、太阳、厥阴”，另行自为起讫，并缺少阳、太阴两经及用药，据《汤液本草·东垣先生用药心法》改补。）

顶巅痛，用藁本（“用”字原夺，据元本及《汤液本草·东垣先生用药心法》补），去川芎。

肢节痛，用羌活，风湿亦用之。

小腹痛，用青皮、桂、茴香（元本无“桂、茴香”三字）。

腹痛，用芍药，恶寒而痛加桂；恶热而痛加黄柏。

腹中窄狭，用苍术（“用”原作“加”，从《汤液本草·东垣先生用药心法》改）、麦芽（元本无“麦芽”）。

下部腹痛，川楝子（元本无此句）。

腹胀，用姜制厚朴、紫草（元本及《汤液本草·东垣先生用药心法》无“紫草”，注云：一本有“芍药”）。

腹中实热，用大黄、芒硝。

心下痞，用枳实、黄连。

肌热去痰，用黄芩；肌热（“肌热”二字原夺，据《汤液本草·东垣先生用药心法》补），亦用黄芩。

虚热，用黄芪，亦止虚汗。

胁下痛，往来寒热，用柴胡。

胃脘痛，用草豆蔻。

气刺痛，用枳壳（“壳”原误作“谷”，据元本改），看何经，分以引经药导之。

眼痛不可忍者，用黄连、当归根（“根”《汤液本草·东垣先生用药心法》作“身”），以酒浸煎。

茎中痛，用甘草梢（“梢”原作“根”，从元本及《汤液本草·东垣先生用药心法》改）。

脾胃受湿，沉困无力、怠惰嗜卧。去痰，用白术、枳实、半夏、防风、苦参、泽泻、苍术（元本无“枳实”以下六味）；破滞气，用枳壳高者用之，能损胸中至高之气，三二服而已（“高者用之，能损胸中至高之气，三二服而已”十七字，详文义，当是用枳壳之注解，故小字以别之）、陈皮、韭白、木香、白豆蔻、茯苓（元本无“陈皮”以下五味）；调气用木香、香附子、丁、檀、沉（元本无“香附子”以下四味）；补气用人参、用膏、粳米（元本无“膏、粳米”三字；“用膏”疑是“石膏”之讹，盖东垣于“石膏”固有“缓脾益气”之说也）；去滞气，用青皮，多则泻元气；破滞血用桃仁、苏木、红花、茜根、玄胡索、郁李仁（元本无“红花”以下四味）；补血不足，用甘草、当归、阿胶（元本无“当归、阿胶”）；和血用当归，凡血受病皆用。

血刺痛，用当归，详上下用根梢。上部血，防风使，牡丹皮（“牡”原误作“牧”，据文义改）、剪草、天麦二门冬；中部血，黄连使；下部血，地榆使；新血红色，生地黄；陈血瘀色，熟地黄；（从“上部血”至“熟地黄”一段，元本无）去痰，用半夏；热痰，加黄芩；风痰，加南星。

胸中寒邪痞塞，用陈皮、白术，然，多则泻脾胃。

嗽，用五味（“五味”元本作“五味子”）、杏仁、贝母（元本无“杏仁”“贝母”），去上焦湿及热，须用黄芩，泻肺火故也。

去中焦湿与痛（“中焦”《汤液本草·东垣先生用药心法》作“上焦”），用黄连，泻心火故也。

去下焦湿肿及痛，并膀胱火，必用汉防己、草龙胆、黄柏、知母。

渴者，用干葛（“葛”原作“姜”，从《汤液本草·东垣先生用药心法》改）、茯苓、天花粉（“粉”原误作“务”，据文义改）、乌梅（元本无“天花粉”“乌梅”），禁半夏。

心烦（元本“心烦”下有“躁”字），用栀子仁、牛黄、朱砂、犀角、茯苓（元本无“牛黄”以下四味）。

饮水多致伤脾，用白术、茯苓、猪苓。

喘，用阿胶。

宿水不消，用黄连、枳壳（“枳壳”元本作“枳实”）。

水泻，用白术、茯苓、芍药。肾燥，香豉（元本无“肾燥，香豉”四字）。

疮痛不可忍者，用苦寒药，如黄芩、黄连，详上下分根梢及引经药则可（“则可”二字原夺，从《汤液本草·东垣先生用药心法》补)。

小便黄，用黄柏；涩者，加泽泻；余沥者，杜仲(元本无“余沥者，杜仲”五字)。

惊悸、恍惚，用茯神、金虎睛珠(“睛”原误作“精”，据文义改；元本无“金虎睛珠”四字)。

凡春加防风、升麻；夏加黄芩、知母、白芍药；秋加泽泻、茯苓；冬加桂、桂枝。(从“凡春”至“桂枝”，元本无。)

凡用纯寒、纯热药，必用甘草，以缓其力也(“也”原误作“要”，据《汤液本草·东垣先生用药心法》改)；寒热相杂，亦用甘草，调和其性也；中满者禁用，经曰：中满勿食甘。

用药凡例(原无此题，据《汤液本草·东垣先生用药心法》补。)

凡解利伤风，以防风为君，甘草、白术为佐。经曰：辛甘发散为阳。风宜辛散，防风味辛，乃治风通用(“乃”原作“及”，形似之讹)，故防风为君，甘草、白术为佐。

(此段原在上“随证治病药品”中，据《汤液本草·东垣先生用药心法》移此。)

凡解利伤寒，以甘草为君，防风、白术为佐，是其寒宜甘发散也。或有别证，于前随证治病药内选用，其分两以君臣论（“君”字原夺，据《汤液本草·东垣先生用药心法》补）。

（此段原在上“随证治病药品”中，据《汤液本草·东垣先生用药心法》移此。）

凡水泻，茯苓、白术为君，芍药、甘草佐之。

（此段原杂入“泻痢水泄”中，据《汤液本草·东垣先生用药心法》移此。）

凡诸风，以防风为君，随证加药为佐。

（此段原杂入“泻痢水泄”中，据《汤液本草·东垣先生用药心法》移此。）

凡嗽，以五味子为君，有痰者半夏为佐；喘者阿胶为佐；有热、无热，俱用黄芩为佐，但分两多寡不同耳（“分”字原夺，据《汤液本草·东垣先生用药心法》补）。

（此段原杂入“泻痢水泄”中，据《汤液本草·东垣先生用药心法》移此。）

凡小便不利，黄柏、知母为君，茯苓、泽泻为使。

（此段原杂入“泻痢水泄”中，据《汤液本草·东垣先生用药心法》移此。)

凡下焦有湿，草龙胆、汉防己为君，黄柏、甘草为佐。

(此段原杂入“泻痢水泄”中，据《汤液本草·东垣先生用药心法》移此。)

凡痔漏，以苍术、防风为君，甘草、芍药为佐，详别证加减。

(此段原杂入“泻痢水泄”中，据《汤液本草·东垣先生用药心法》移此。)

凡诸疮，以黄连为君(元本“黄连”下有“当归”)，甘草(元本“甘草”下有“连翘”)、黄芩为佐。

(此段原杂入“泻痢水泄”中，据《汤液本草·东垣先生用药心法》移此。)

凡疟疾，以柴胡为君，随所发之时，所属之经(“之”字原夺，据文义应补)，分用引经药佐之(“药佐之”原作“为佐”二字，从《汤液本草·东垣先生用药心法》改)。

(此段原杂入“泻痢水泄”中，据《汤液本草·东垣先生用药心法》移此。)

以上皆用药之大要，更详别证，于前随证治病药内(“药内”原作“之药”，从《汤液本草·东垣先生用药心法》改），逐款加减用之（“逐款加减用之”原作“逐旋加减”，从《汤液本草·东垣先生用药心法》改）。

解利外感（原无此题，“解利外感”四字误植前条“逐旋加减”四字之下，今另行标出之，元本有此题。）

伤风者恶风，用防风二钱、麻黄一钱、甘草一钱。如头痛，加川芎一钱；项下脊旁至腰病者，羌活一钱；体沉重，制苍术一钱；肢节痛，羌活一钱；目痛鼻干及痛，升麻一钱；或干呕、或寒热、或胁下痛者，俱加柴胡一钱。

伤寒恶寒者（“伤寒恶寒者”元本作“伤寒者恶寒”），麻黄二钱、防风一钱、炙甘草一钱，头沉闷者，羌活一钱。

伤寒表热，服石膏、知母、甘草、滑石、葱、豉之类寒药（“豉”原误作“鼓”，据文义改），汗出即解。如热病半在表、半在里，服小柴胡汤（元本“汤”下有“寒药”二字），能令汗出而愈者（“者”字当衍，《汤液本草》无此字）。热甚，服大柴胡汤下之；更甚者，小承气汤下之；里热大甚者，调胃承气汤下之，或大承气汤下之（“或”原作“及”，从文义改）。发黄者，茵陈汤下之；结胸中，陷胸汤下之。此皆大寒之利药也。又言：身恶寒，麻黄汤汗泄之，热去身凉即愈。

（本段原出“随证治病药品”中，以其专言“伤寒”，故移至此。）

伤寒热食物（原无此题，据文义补。）

伤西瓜、冷水、牛乳寒湿之物，白术二钱、川乌半钱（“川乌”元本作“川乌头”）、防风一钱、丁香一个、炙甘草一钱。

伤羊肉、面、马乳皆湿热之物，白术一钱、黄连一钱、大黄二钱、炙甘草半钱、制黄芩一钱。

以上二证，腹痛加白芍药一钱（元本无“加”）；心下痞，枳实一钱；腹胀，厚朴半钱；胸中不利，枳壳半钱；腹中寒（“腹”元本作“胸”），陈皮三分；渴者，白茯苓一钱；腹中窄狭，苍术一钱；肢体沉重，制苍术一钱；因怒而伤者，甘草半钱；因忧而伤者，枳壳半钱；因喜而伤者，五味子半钱；因悲而伤者，人参半钱。大抵伤冷物以巴豆为君，伤热物以大黄为君，详认病证，添加为佐之药（“药”字原夺，据文义补），或丸、或散均可也（“均”字原夺，据文义补）。

目 疾

目疾暴发赤肿，羌活、防风、柴胡、香白芷、升麻、二制黄芩、黄连、甘草。白睛红，白豆蔻；少许，则当归为主。去翳，谷精花、蝉蜕、瞿麦、秦皮洗。养目血，菊花。明目，蕤仁、蜀椒、龙脑。（自“去翳”至“龙脑”，元本无）凡眼暴发赤肿，以防风、黄芩为君以泻火；和血为佐，黄连、当归是也（“和血为佐，黄连、当归是也”句，《汤液本草·东垣先生用药心法》作“以黄连、当归身和血为佐”）；兼以各经药引之。凡目昏暗（“目昏暗”元本作“眼久病”），以熟地黄、当归根为君（“根”《汤液本草·东垣先生用药心法》作“身”），以羌活、防风（“防风”下，《汤液本草·东垣先生用药心法》有“为臣”二字）、甘菊花、甘草之类为佐。

泻痢水泄

凡痢疾、腹痛，以白芍药、甘草为君，当归、白术为佐，见血先后（“见”《汤液本草·东垣先生用药心法》作“凡”），分三焦热论（“分”《汤液本草·东垣先生用药心法》作“以”；“热论”原作“两热”，从《汤液本草·东垣先生用药心法》改，元本作“冷热”）。凡泻痢、小便白，不涩为寒，赤涩为热也。又法曰：完谷不化而色不变，吐利腥秽澄澈清冷，小便清白不涩，身凉、不渴，脉细而微者（元本“脉”下有“迟”字），寒证也；谷虽不化而色变非白，烦渴、小便赤黄而或涩者，热证也；凡谷消化，无问他证及色变，便为热也；寒泄而谷消化者，未之有也。泻痢，白术、甘草；水泻，米谷不化，防风；伤食，微加大黄；腹胀，厚朴。渴者，白茯苓；腹痛，白芍药、甘草为主。冬月，白芍药一半，白术一半；夏月，制黄芩。先见脓血，后见大便者，黄柏为君，地榆佐之；脓血相杂而下者，制大黄；先大便而后脓血者，黄芩二制，皆以当归根梢，详其上下而用之。腹不病，白芍药半之；身体困倦、目不欲开、口不欲言，黄芪、人参；沉重者，制苍术；不思饮食者，木香、藿香叶；里急，大黄、芒硝、甘草下之；后重者，木香、藿香、槟榔和之。

中　风

手足不遂者，中腑也，病在表也，当先发汗，羌活、防风、升麻、柴胡、甘草各二钱，作一服，取发汗；然后行经养血，当归、秦艽、甘草、独活各一两，行经者（“者”字原夺，据元本补），随经用之。

耳聋、目瞀及口偏，邪中脏也，病在里也，当先疏大便，然后行经。白芷、柴胡、防风、独活各一两，又川芎半两，薄荷半两。

上为末，炼蜜丸弹子大，每服一丸，细嚼，温酒下，茶清亦可。

破伤风

脉浮在表，当汗之；脉沉在里，当下之。背后搐者（“者”原误作“之”，据文义改），羌活、防风、独活、甘草；向前搐者（“向”原误作“面”，据元本改），升麻、白芷、防风、独活、甘草；两傍搐者，柴胡、防风、甘草；右搐者，白芷加之。

破伤中风法（此题原夺，据元本补。）

经曰：凡疮热甚郁结（“凡”元本作“因”），而营卫不得宣通，故多发白痂，是时疮口闭塞，气不通泄，热甚则生风也。《治法》曰：破伤中风（“伤”字原夺，据元本补），风热燥甚，怫郁在表，而里气尚平者，善伸数欠、筋脉拘急，或时恶寒而搐，脉浮数而弦者，以辛热治风之药，开冲结滞，营卫宣通而愈也。凡用辛热之药，或以寒凉之药佐之尤妙，免致药不中病，而风转甚（“而风转甚”元本作“风热转甚也”）。若破伤中风（“伤”字原夺，据元本补），表不已，而渐入于里，则病势转甚；若里未太甚，而脉在肌肉者，宜以退风热、开结滞之寒药调之。或以微加治风辛热药，亦得以意消息，不可妄也。至宝丹亦凉药也。如热甚于里（“热”原误作“里”，据文义改），以大承气汤下之。

疮疡

苦寒为君：黄芩、黄柏、黄连、知母、生地黄酒洗（“酒洗”下原有“为用”二字，盖衍文）。甘温为佐（“温”原误作“草”，据文义改）：黄芪、人参、甘草。大辛解结为臣：连翘、当归、藁本。辛温活血去瘀（“瘀”原作“血”，据文义改）：当归梢、苏木、红花、牡丹皮。（句首“苦寒”至“牡丹皮”，元本无）脉浮者为在表，宜行经：黄连、黄芩、连翘、当归、人参、木香、槟榔、黄柏、泽泻。在腰以上至头者，枳壳仍作引药（“引药”元本作“引经之药”），引至疮所。出毒消肿：鼠粘子。排脓（“脓”原误作“肿”，据文义改）：肉桂。入心引血化经汗而不溃，伤皮（“伤”原误作“昆”，据文义改）：王瓜根、三棱、莪术、黄药子。痛甚：芩、连、檗（“檗”即“蘗”之假借）、知母。（“出毒消肿”至“知母”，元本无）脉沉者在里，当疏利脏腑，利后，用前药中加大黄，取利为度，随虚实定分两；痛者，止以当归、黄芪止之。

妇　人

产妇临月未诞者，凡有病，先以黄芩、白术安胎（“安胎”下，元本有“一服”二字），然后用治病药。发热及肌热者，黄连、黄芩、黄芪、人参。腹痛者，白芍药、甘草。感冒者，依前解利。

产后诸病，忌用白芍药、黄芩、柴胡。内恶物上冲，胸胁痛者，大黄、桃仁；血刺痛者，当归；内伤发热，黄连；渴者，白茯苓。一切诸病，各依前法，惟渴去半夏，喘嗽去人参，腹胀忌甘草。

妇人带下（元本无“带下”二字），举世皆曰寒（元本“曰”作“言白带下为”五字），误之甚矣。所谓带下者，任脉之病也。经曰：任脉者，起于中极之下，以上毛际，循腹里，上关元，至于咽喉，上颐循面入目。注言：任脉自胞上，过带脉，贯络而上，然其病所发，正在带脉之分（元本“正在”下有“过”字），而淋沥以下，故曰带下也。其赤白说者，与痢义同

（“与”字原夺，据文义补），而无独寒者（“独”字原夺，据文义补）。法曰：头目昏眩、口苦、舌干、嗌咽不利、小便赤涩、大便涩滞、脉实而数者，皆热证也。

小　儿

小儿但见上窜，及摇头、咬牙，即是心热，黄连、甘草；目连闪，肝热，柴胡、防风、甘草。若左腮红，是肝风，与钱氏泻青丸；右腮红（“右”原误作“左”，据文义改），肺热，与泻白散；额上红者，是心热，与黄连一味；鼻上红，是脾热，与钱氏泻黄散；颏上红者，肾热，知母、黄柏皆二制、甘草炙。

凡治小儿病（“治小儿病”原误作“小儿病治”，据元本乙转），药味与大人同（元本“同”上有“皆”字），只剂料等差少（元本无“等”）。如见腮、目胞赤，呵欠（“呵”原误作“阿”，据文义改）、嚏喷、惊悸，耳尖、手足梢冷，即是疮疹。三日后其证不减，亦不见疮苗，即以柴胡、升麻、甘草，加生姜煎（“加”原作“以”，从文义改），慎不可投以寒凉利脏腑之剂，使疮不能出，其祸不可测（“测”原误作“恻”，据元本改）。

凡养小儿，酒肉、油腻、生硬、冷物及生水等，不可食，自无疳癖二证（“疳”原作“甘”，从文义改）。

惊风搐者，与破伤风同。

潮　热

潮热者，黄连、黄芩、生甘草。辰戌时发，加羌活；午间发，黄连；未间发，石膏；申时发，柴胡；酉时，升麻；夜间（元本作“夜间发”），当归根。若有寒者，加黄芪、人参、白术。

咳嗽（此题原夺，据文义补。）

咳嗽有声无痰者，生姜、杏仁、升麻、五味子、防风、桔梗、甘草；无声有痰者，半夏、白术、五味子、防风、枳壳、甘草，冬月须加麻黄、陈皮少许；有声有痰者，白术与半夏、五味子、防风；久不愈者，枳壳、阿胶。痰有五证，风、气、热、寒、温也，详见《活法机要》中。

五脏补泻法（全章原夺，据元本补。）

肝

虚以陈皮、生姜之类补之。经曰：虚则补其母，水能生木，肾乃肝之母。肾，水也，若补其肾，熟地黄、黄柏是也。如无他证，钱氏地黄丸主之。实则白芍药泻之，如无他证，钱氏泻青丸主之。实则泻其子，心乃肝之子，以甘草泻心。

心

虚则炒盐补之，虚则补其母，木能生火，肝乃心之母。肝，木也；心，火也。以生姜泻肝，如无他证，钱氏安神丸是也。实则甘草泻之，如无他证，以钱氏方中，重则泻心汤，轻则导赤散。

脾

虚则甘草、大枣之类补之，实则以枳壳泻之。如无他证，虚则以钱氏益黄散，实则泻黄散。心乃脾之母，以炒盐补之；肺乃脾之子，以桑白皮泻肺。

肺

虚则五味子补之，实则桑白皮泻之。如无他证，实则用钱氏泻白散，虚则用阿胶散。虚则以甘草补土，补其母也；实则泻子，泽泻泻其肾水。

肾

虚则熟地黄、黄柏补之，泻以泽泻之咸。肾本无实，本不可泻，钱氏只有补肾地黄丸，无泻肾之药。

肺乃肾之母，金生水，补之故也。补则以五味子。

以上五脏，《内经·藏气法时论》中备言之，欲究其详，精看本论。

卷之中

《内经》主治备要

五运主病

诸风掉眩，皆属肝木。

诸痛痒疮疡，皆属心火。

诸湿肿满，皆属脾土。

诸气膹郁、病痿，皆属肺金。

诸寒收引，皆属肾水。

六气为病

诸暴强直，支痛软戾（“支”原作“肢”，从《素问玄机原病式》改），里急筋缩，皆属于风。

诸病喘、呕、吐酸、暴注下迫、转筋、小便浑浊、腹胀大而鼓之有声如鼓（“而”“有声”三字，《素问玄机原病式》无）、痈、疽、疡（“疡”原作“疮”，从《素问玄机原病式》改）、疹、瘤气结核、吐下霍乱、瞀郁肿胀、鼻窒（“窒”原作“塞”，据后“注文”改）、鼽衄、血溢血泄、淋閟（“閟”原作“闭”，从《素问玄机原病式》

改）、身热恶寒、战栗（“战”原作“颤”，从《素问玄机原病式》改）、惊惑悲笑、谵妄、衄蔑血污，皆属于热。

诸痉强直（“痉”原作“痓”，从《素问玄机原病式》改）、积饮、痞隔、中满、霍乱吐下，体重、胕肿肉如泥按之不起（“胕”原作“跗”，从《素问玄机原病式》改），皆属于湿。

诸热瞀瘛（“瘛”原作“瘈”，从《素问玄机原病式》改）、暴喑冒昧、躁扰狂越、骂詈惊骇、胕肿疼酸（“胕”原作“跗”，从《素问玄机原病式》改）、气逆冲上、禁栗如丧神守、嚏呕、疮疡喉痹、耳鸣或聋、呕涌溢食不下、目昧不明、暴注瞤瘛（“瞤”原误作“睭”，据《素问玄机原病式》改）、暴病卒死（“卒”原作“暴”，据后“注文”改），是皆属于火（“皆”原误作“背”，据《素问玄机原病式》改）。

诸涩、枯、涸、干、劲、皴、揭，皆属于燥。

诸病上下所出水液澄澈清冷、癥瘕、㿗疝、痞坚、腹满急痛、下痢清白、食已不饥、吐利腥秽（“利”原作“痢”，从《素问玄机原病式》改）、屈伸不便、厥逆禁固（“禁”原误作“甚”，据《素问玄机原病式》改），皆属于寒。

五运病解（原本无题，因章节不明，故添。）

五运主病，木、火、土、金、水，顺则皆静，逆则变乱，四时失常，阴阳偏胜，病之源也。

诸风掉眩皆属肝木

注云：掉，摇也；眩，昏乱眩运也；风主动故也。所谓风气甚则头目眩者，由风木旺，则必是金衰不能制木，而木生火（“而”原作“故”，从《素问玄机原病式》改），木火者皆阳也，故风火多兼化也。风热相抟，则头目眩运而转也。火性本动，火得风则成焰而旋转也（“则”原误作“得”，据《素问玄机原病式》改）。风势甚，则曲直动摇，更加呕吐也。

诸痛痒疮疡皆属心火

注云：痛痒而为疮，火之用也。五常之道，过极则胜己者反来制之（“者”字原夺，据《素问玄机原病式》补），故火热过极，而反兼于水化也。所谓盐能固物，而令不腐者（“腐”元本作“腐烂”），咸寒水化，制其火热，使无热之过极，乃水化制之，而久固也。热极即是木来生火也，甚则皮肉肌肤之间（“间”原误作“门”，据元本改），不得宣通，故生疮疡而痛痒也。

诸湿肿满皆属脾土

注云：湿，地之体也。湿极甚则痞塞肿满（“湿”元本作“土湿”），物湿亦然。故长夏暑湿之甚，则庶物隆盛也（“则”字原夺，据《素问玄机原病式》补）。

诸气膹郁病痿皆属肺金

注云：肺主气，气为阳（“气”字原夺，据《素问玄机原病式》补），阳主轻清而升，故肺居上部，而为病则气郁。至于痿弱（“至于”二字原夺，据《素问玄机原病式》补）、手足无力，不能收持（“收持”下原有“也”字，据《素问玄机原病式》删），乃血液衰少，故病然也。秋金旺（“旺”原作“用”，从《素问玄机原病式》改），则雾气蒙郁，而草木萎落（“萎”原作“痿”，从《素问玄机原病式》改），病之象也。

诸寒收引皆属肾水

注云：收敛引急，寒之用也，故冬寒则物拘缩也。

六气病解（题原缺，按内容补。）

六气为病，风、热、湿、火、燥、寒，乃天之六气也。

风木厥阴，肝胆之气也。

诸暴强直，支痛緛戾（“支”原误作“肢”，从《素问玄机原病式》改），里急筋缩，皆属于风。

暴强直（题原夺，按文例应有，故补。）

注云：暴，卒也，虐害也；强劲有力而不柔和也；直，筋劲强也。

支痛緛戾里急筋缩（题原夺，遵文例补。）

注云（“注云”二字原夺，并与上文联属不分，遵文例另为起迄，并补“注云”二字）：支痛，支，持也，坚固支持，筋挛不柔而痛也；緛，緛缩也；戾，乖戾也；谓筋缩里急，乖戾失常而病也。然燥金主为紧敛、短缩、劲切，而风木为病，反见燥金之化者，由亢则害，承乃制也。况风能湿而为燥也，筋缩者，燥之甚也，故谓风甚皆兼于燥也。

热者，少阴君火之热，乃真心小肠之气也。

诸病喘、呕、吐酸、暴注、下迫、转筋、小便浑浊、腹胀大而鼓之有声如鼓、痈、疽、疡、疹、瘤气、结核、吐下霍乱、瞀、郁、肿胀、鼻窒、鼽、衄、血溢、血泄、淋、閟、身热恶寒、战栗、惊、惑、悲、笑、谵、妄、衄蔑血污，皆属于热。(原缺“诸病”以下七十二字，遵文例补。)

喘(原书有“诸病喘”三字，接于“乃真心小肠之气也”句下，而无此“喘”字题。循文例削其“诸病喘”三字，并补此“喘”题。)

注云：喘(“喘”字原夺，遵文例补)，热则息数气粗而为喘也，故热则脉实而甚数，喘之象也。

呕

注云：火气炎上之象也，故胃膈热甚(“膈”原作“隔”，从《素问玄机原病式》改)，则为呕也。

吐酸

注云：酸者(“酸者”二字原夺，从《素问玄机原病式》补)，肝木之味也，由火实制金(“实”《素问玄机原病式》作“盛”)，不能平木，则肝木自甚(“木”字原夺，据元本补)，故为酸也。法宜湿药散之(“湿”元本作“温”)，亦犹解表之义也(“犹”原误作“由”，据《素问玄机原病式》改)。使肠胃结滞开通，怫热散而和之。若久喜酸而不已，不宜温之(“不”元本作“则”)，宜以寒药下之，后以凉药调之，结散热去，则气和也(“也”原作“之”，从《素问玄机原病式》改)。

暴注

注云：卒暴注泄（“注”原误作“主”，从《素问玄机原病式》改），肠胃热甚，则传化失常，火性疾速，故如是也（“如”原误作“云”，从《素问玄机原病式》改）。

下迫

注云：后重里急，窘迫急痛也。火性急速，而能燥物故也。

转筋

注云：转，反戾也，热气燥烁于筋，则挛瘛而痛也（“则”原作“骨”，从《素问玄机原病式》改）。所谓转者，动也，阳动阴静，热证明矣。多因热甚（“多因热甚”句上，元本有“夫转筋者”四字），霍乱吐泻，以致脾胃土衰，则肝木自甚，而热燥于筋（元本无“于”），故转筋也。大法曰：渴则为热，凡霍乱转筋而不渴者（“而”字原夺，据《素问玄机原病式》补），未之有也。或不因吐泻，而但外冒于风（“风”元本作“寒”），腠理闭密（“腠理”上原有“而”字，与上句复，故删），阳气郁结，怫热内作（“热”原误作“然”，据元本改），热燥于筋，则转筋也。故诸转筋，以汤渍之，而使腠理开泄，阳气散而愈也。因汤渍之而愈，故反疑为寒也（“疑”原误作“凝”，从《素问玄机原病式》改）。

小便浑浊

注云：天气热则水浑浊，寒则水清洁，水体清，火体浊故也。又如清水为汤，则自然浊也。

腹胀大而鼓之有声如鼓（“胀”原误作“肠”，从《素问玄机原病式》改）

注云：气为阳，阳为热，气甚则然也。

痈

注云：浅而大也。经曰：热胜血则为痈脓也。

疽

注云：深而恶也。

疡

注云：有头小疮也。

疹

注云：浮而小瘾疹也。

瘤气

注云：赤瘤丹熛（“丹”原作“赤”，从《素问玄机原病式》改），热胜气也（“气”字原夺，据《素问玄机原病式》补），火之色也。

结核

注云：火气热甚，则郁结坚硬如果中核也，不必溃发，但以热气散，则自消也。

吐下霍乱

注云：三焦为水谷传化之路，热气甚，则传化失常，而吐下霍乱，火性燥动故也。大法曰：吐利烦渴为热，不渴为寒（“为”原作“而”，从《素问玄机原病式》改）。或热吐泻（“热”字原夺，“泻”原作“泄”，据《素问玄机原病式》补改），始得之亦有不渴者，若不止，则亡液而后必渴也。或寒本不渴（“寒”字原夺，据《素问玄机原病式》补），若不止，亡津液过多（“亡”字原夺，据《素问玄机原病式》补），则亦燥而渴也。若寒者，脉当沉细而迟；热者，脉当实大而数（“而”字原夺，据《素问玄机原病式》补）。或损气亡液过极，则脉亦不能实数，而反缓弱也，虽尔，亦不为热矣。

瞀

注云：昏也，热气甚，则浊乱昏昧也。

郁

注云：怫热结滞，而气不通畅也。所谓热甚则腠理闭密而郁结也，则如火炼物（“则”字《素问玄机原病式》无，疑衍），反相合而不离也（“反”元本作“极”），故热郁则闭塞不通畅也。然寒水主于闭藏（“主”原作“生”，从《素问玄机原病式》改），而今反属热者，谓火热亢甚（“火”原作“之”，从《素问玄机原病式》改），则反兼水化制之故也。

肿胀

注云：热胜于内，则气郁而为肿也。阳热气甚则腹胀。火主长而高茂，形貌彰显，升明舒营，皆肿胀之象也（“之象”二字原夺，据《素问玄机原病式》补）。

鼻窒

注云：窒，塞也。火主䐜䐜肿胀，故阳明热，而鼻中䐜胀（“䐜胀”原作“䐜胀”，从元本改），则窒塞也。

鼽

注云：鼽者（“鼽者”二字原夺，据《素问玄机原病式》补），鼻出清涕也。夫五常之道，微则当其本化，甚则兼其鬼贼。故经曰：亢则害，承乃制也。由是肝热甚则出泣，心热甚则出汗（“泣，心热甚则出”六字原夺，据《素问玄机原病式》补），脾热甚则出涎，肺热甚则出涕，肾热甚则出唾。此乃寒伤皮毛（“伤”原作“生”，从《素问玄机原病式》改），则腠理闭密，阳热怫郁，而病愈甚也（“而病愈甚”原作“病热”，从《素问玄机原病式》改）。

衄

注云：阳热怫郁于足阳明（“足”上原有“手”字，

从《素问玄机原病式》删），而上热甚，则血妄行为鼻衄也。

血溢

注云：血溢者（“血溢者”三字原夺，据《素问玄机原病式》补），上出也。心养于血，故热甚则血有余而妄行也。

血泄

注云：热在下焦，而大小便血也。

淋

注云：小便涩痛，热客膀胱，郁结而不能渗泄故也。可用开结利小便之寒药，以使结散热退，血气宣通，营卫和平，精神清利而已。

閟

注云：大便涩滞也。热耗其液，则粪坚结，大肠燥涩紧敛故也（“肠”原作“便”，从《素问玄机原病式》改）。俗谓风热结者（“者”字原夺，据《素问玄机原病式》补），谓火甚则制金，不能平木，则肝木自甚故也。或大便溏而閟者（“閟”原作“闭”，从《素问玄机原病式》改），燥热在乎肠胃之外，而湿热在内故也。

身热恶寒

注云：此热在表也。邪热在表而浅，邪畏其正，故病热而反恶寒也。仲景云：无阳不可发汗（“无阳”下，元本有“病寒”二字）。又云：身热、恶寒（“恶”原作“畏”，从《素问玄机原病式》改），麻黄汤汗之。汗泄热去，身凉即愈。

战栗

注云：战栗动摇（“战栗”二字原夺，据《素问玄机原病式》补），火之象也。阳动阴静，而水火相反，故厥逆禁固、屈伸不便，为病寒也。栗者，寒冷也（“也”字原夺，据《素问玄机原病式》补）。此由心火热甚，亢极而战，反兼水化制之，故寒栗也。然寒栗者（“栗”字原夺，据《素问玄机原病式》补），由火甚似水，实非兼有寒气也。故以大承气汤下之（元本“汤”下有“寒药”二字），多有燥粪，下后热退，战栗愈矣。

惊

注云：心卒动而不宁也。火主于动（“于”字原夺，据《素问玄机原病式》补），心火热甚故也（“故”字原在“心”字上，《素问玄机原病式》同，从文义改）。虽尔，止为热极于里，乃火极而似水，则喜惊也。反兼肾之恐者，亢则害，承乃制故也。

惑

注云：疑惑、犹豫、浊乱，而志不一也。象火参差而惑乱，故火实则水衰，失志而惑乱也（“乱”字原夺，据《素问玄机原病式》补）。志者（“志”原作“智”，从《素问玄机原病式》改），肾水之神也（“水”字原夺，据《素问玄机原病式》补）。

悲

注云：金肺之志也。金本燥（“本”原作“木”，从《素问玄机原病式》改），能令燥者，火也。所谓悲泣五液俱出者（“者”原作“也”，从《素问玄机原病式》改），火热亢极，而反兼水化制之故也。

笑

注云：蕃茂鲜淑，舒营彰显，火之化也，故喜为心火之志也。喜极而笑者，犹燔烁火喜而鸣，笑之象也。

谵

注云：多言也。言为心声，犹火燔而鸣，故心火热则多言，犹心醉而热（“心醉而热”元本作“醉而心热”），故多言也。

妄

注云：虚妄也。火为阳，故外清明而内浊昧，其主动乱。故心火热甚，则肾水衰而志不专一，虚妄见闻，而自为问答（“自为”原作一“不”字，从《素问玄机原病式》改），则神志失常，而如见鬼神也。

衄蔑血污

注云：血出也；污，浊也。心火热极，则血有余，热气上甚，则为血溢。热势亢极，则燥而污浊；亢则害，承乃制，则色兼黑而为紫也。

湿者，太阴湿土，乃脾胃之气也。

诸痉强直、积饮、痞、隔、中满、霍乱吐下、体重、胕肿肉如泥按之不起，皆属于湿。

（原缺“诸痉”以下二十九字，遵文义补。）

诸痉强直

注云：筋劲强直，而不柔和也（“和”原作“知”，从《素问玄机原病式》改），土主安静故也（“土主”原作“主土”，从《素问玄机原病式》乙转）。阴痉曰柔痉，阳痉曰刚痉。亢则害，承乃制，故湿过极（“湿”上原衍“过”字，不可训，径删；元本“湿”上有“病”字），则反兼风化制之。然（“然”上原衍“而”字，从《素问玄机原病式》删），兼化者，虚象也，实非风也，治风则误。

积饮

注云：留饮积蓄而不散也。水得燥则消散（“水”原作“土”，从《素问玄机原病式》改），湿则不消（元本

“湿”上有“得”字），以为积饮，土湿主痞故也。

痞

注云：与否同，不通泰也，谓纹理闭密，而为痞也。

隔

注云：阻滞也，谓肠胃隔绝，而传化失常也。

中满

注云：湿为积聚痞隔（“聚”元本作“饮”），而土主形体，位在中央，故中满也。

霍乱吐下

注云：湿为留饮，为痞隔，而传化失常，故甚则霍乱吐泻也（“泻”原作“泄”，从《素问玄机原病式》改）。大法曰：若利色青者，肝木之色，由火甚制金，使金不能平木，则肝自甚，故色青也。或言利色青为寒者（“者”字原夺，据《素问玄机原病式》补），误也。则如仲景曰（“则”字疑衍，《素问玄机原病式》无）：少阴病，下利清水，色纯青者，热在里也，大承气汤下之。及小儿热甚急惊，利色多青，为热明矣。利色黄者（“者”字原夺，据《素问玄机原病式》补），由火甚则水必衰，而脾土自旺，故色黄也。利色红者为热，心火之色也；或赤者，热深也。利色黑而反为热者，由火盛过极，而反兼水化制之，故色黑也。则如伤寒阳明热病（“则”字疑衍，《素问玄机原病式》无），则日晡潮热，甚则不识人，循衣摸床，如见鬼状，独语，法当大承气汤下之（“气”原夺，据《素问玄机原病式》补）。大便不黑者易治，黑则难治也。诸痢同法。然辨痢色以明寒热者（“寒”字原夺，据《素问玄机原病式》补），更当审其饮食药物之色也（“饮食”二字原夺，据《素问玄机原病式》补）。则如小儿病热（“则”字疑衍，《素问玄机原病式》无；“如”原误作“知”，从《素问玄机原病式》改），吐利霍乱，其乳未及消化，而痢尚白者，不可便言是寒，当以脉证别之。又法曰：凡泄利，小便清白，不涩为寒，赤涩者为热也。又法曰：完谷不化，而色不变，吐利腥秽，澄澈清冷，小便不涩，身凉不渴，脉迟细而微者，寒证也。谷虽不化，其色变非白（“非”字原夺，从《素问玄机原病式》补），烦渴，小便赤黄而或涩者，热证也。凡谷消化者，无问他证，便为热也。

体重

注云：轻清为天，重浊为地，故土湿为病，则体重痞宜也（“宜”原作“使然”二字，从《素问玄机原病式》改）。

胕肿肉如泥按之不起

注云：按之不起，泥之象也，土过湿则为泥，湿为病也。积饮、痞隔、中满、体重、霍乱吐下，故甚则胕肿也（“胕”原作“跗”，从《素问玄机原病式》改）。

火者，少阳相火之热，乃心包络、三焦之气也。

诸热瞀、瘛、暴喑、冒昧、躁扰、狂越、骂詈、惊骇、胕肿、疼酸、气逆冲上、禁栗如丧神守、嚏呕（下文无“呕”，疑衍）、疮疡、喉痹、耳鸣或聋、呕涌溢食不下、目昧不明、暴注、瞤瘛、暴病卒死，是皆属于火。

（“诸热”以下六十三字原缺，依文例及《素问玄机原病式》补。）

瞀（“瞀”上原有“诸热”二字，以既补六十三字于前，则此当删，《素问玄机原病式》亦无）

注云：昏也。则如酒醉而心火热甚（“则”字疑衍，《素问玄机原病式》无），则神浊昧而瞀昏也。

瘛

注云：动也。惕跳动瘛，火之体也。

暴喑

注云：卒哑也（“哑”原作“掗”，从《素问玄机原病式》改）。金肺主声，火旺水衰，热乘金肺，而神浊气郁，则暴喑而无声也。

冒昧

注云：冒，昏冒也；昧，昏暗也。气热则神浊冒昧，火之体也。

躁扰

注云：躁动烦热，扰乱而不宁，火之体也。热甚于外，则肢体躁扰；热甚于内，则神志躁动，反覆颠倒，懊憹烦心，不得眠也。由水衰而火之动也（“火”原误作“水”，从《素问玄机原病式》改），故心胸躁动，谓之怔忪，俗云心忪，皆为热也。

狂越

注云：狂者（“狂者”下，元本有“狂乱也”三字），无正定也；越者，乖越理法而失常也。夫外清内浊（“夫”原作“然”，从《素问玄机原病式》改），动乱参差，火之体也；静顺清朗，准则信平，水之体也。（“静顺”以下十二字原夺，据《素问玄机原病式》补）由是肾水主智，而水火相反，故心火旺则肾水衰，乃失志而狂越也。凡发热于中，则多干阳明胃经也。故经云：阳明之厥，面赤而热，妄言。

骂詈

注云：言为心之声也（“心”原误作“火”，从《素问玄机原病式》改）；骂詈，言之恶也。今病阳实阴虚，则水弱火强，制金而不能平木，而善言恶发，骂詈不避亲疏，本火热之所生也（“本”原误作“木”，从《素问玄机原病式》改）。

惊骇

注云：惊骇者（“骇”字原夺，据《素问玄机原病式》补），惊愕也（“惊”字原夺，据《素问玄机原病式》补），火之用也。

胕肿（“胕”原误作“跗”，从《素问玄机原病式》改）

注云：热胜肉而阳气郁滞故也（“肉”原误作“内”，从《素问玄机原病式》改）。

疼酸

注云：酸疼也。由火实制金，不能平木，则木旺而为兼化，故酸疼也。

气逆冲上

注云：火气炎上故也。

禁栗如丧神守

注云：战栗禁冷也。如丧神守者，神能御形，而反禁栗，则如丧失保守形体之神也。

嚏（“嚏”原误作“嚏”，据文义改）

注云：鼻中因痒，气喷作声也（“气喷作声也”原作

“气膹于声”，从《素问玄机原病式》改）。鼻为肺窍，痒为火化，心火邪热，干于阳明，发于鼻而痒（“而”字原夺，据《素问玄机原病式》补），则嚏也（“嚏”原误作“嚏”）。

疮疡

注云：君火化同也（“君火”上，元本有“疮疡”二字；“化”字原夺，据《素问玄机原病式》补）。

喉痹

注云：痹，不仁也，俗作闭，犹塞也。火主肿胀，故热客于上焦（“热客”原作“客热”，从《素问玄机原病式》乙转），而咽嗌肿胀也。

耳鸣

注云：有声非妄闻也。耳为肾窍，交会手太阳（“手”原作“于”，从《素问玄机原病式》改）、少阴，足厥阴、少阴、少阳之经，若水虚火实，而热气上甚，客其经络，冲于耳中，则鼓其听户（“户”原作“声”，从《素问玄机原病式》改），随其脉气微甚而作音声也。故经曰：阳气为物（“为”元本作“万”），上甚而跃，故耳鸣也。然音在耳中，故微亦闻之也。

聋

注云：聋为肾虚冷，俗已误之矣。夫《正理》

曰：心火本热，衰则寒矣；肾水本寒，衰则热矣。肾水既少，岂能反为寒邪？故经言：足少阴肾水虚，则腹满（“腹”原作“为”，从《素问玄机原病式》改）、身重、濡泻（“泻”原作“泄”，从《素问玄机原病式》改）、疮疡、大便难、口苦、舌干、咽肿、上气、嗌干及痛、烦心、心痛、黄疸、肠澼下血，皆热证也。凡治聋者，适其所宜，若热证已退，其聋不已者，当以辛热发之；二三服不愈者，不可久服，恐热极而成他病耳（“恐热极而成他病耳”原作“热药极恐他病”，从《素问玄机原病式》改）。若聋有热证相兼者，宜以散风退热凉药调之（“散风退热”元本作“退风散热”），热退结散而愈也。然聋甚闭绝，亦为难矣，慎不可攻之，过极，则伤正气也。

呕涌溢食不下

注云：火气炎上故也。胃膈热甚，则传化失常故也。

目昧不明（“昧”原作“盲”，从《素问玄机原病式》改）

注云：目赤肿痛、翳膜、眦伤（“伤”，元本作“疡”），皆为热也。经云：热甚目瞑、眼黑也。仲景言伤寒病（“言”字原夺，从元本补），热极则目不识人，乃目盲也。《正理》曰：由热甚怫郁于目，而致之然也。

暴注

注云：卒泻（“泻”原作“泄”，从《素问玄机原病式》改），与君火义同。

瞤瘛

注云：惕跳动也，火主动，故夏热则脉洪大而长（“而”字原夺，据《素问玄机原病式》补），瞤瘛之象也。

暴病卒死

注云：火性速疾故也（“速疾”元本作“疾速”）。或心火暴甚，而肾水衰弱，不能制之，热气怫郁（“气”原作“甚”，从《素问玄机原病式》改），心神昏冒，则筋骨不用，卒倒而无所知（“卒”原误作“辛”，据《素问玄机原病式》改），是为僵仆也。甚则水化制火（“火”原作“之”，从《素问玄机原病式》改），热甚而生涎，至极即死也。俗云暗风，由火甚制金，不能平木，故风木自甚也。肥人腠理致密，而多郁滞，气血难以通利，若阳热又甚而郁结，甚则故卒中也。瘦人反中风者，由暴然阳热太甚，而郁结不通故也。

燥者，阳明燥金，乃肺与大肠之气也。

诸涩、枯涸干劲、皴揭，皆属于燥。

（“诸涩”以下十二字原夺，循文例及《素问玄机原病式》补。）

涩

注云：凡物湿润则滑泽，干燥则涩滞，燥湿相反故也。如遍身中外涩滞（“如”原作“然”，从《素问玄机原病式》改），皆属燥金之化（“之化”下原有“也”字，据《素问玄机原病式》删），故秋脉涩。涩，涩也；或麻者，亦由涩也。由水液衰少而燥涩，气行壅滞，而不得滑泽通利（“得”字原夺，据《素问玄机原病式》补），气强攻冲，而为麻也。俗方多用乌、附辈者（“多”原误作“名”，从《素问玄机原病式》改；元本“多”上有“麻病”二字），令气因之冲开道路（“冲”原误作“衡”，从《素问玄机原病式》改），以得通利，气行，故麻愈也。无热证，即当此法，治之甚佳。或风热胜湿为燥，因而病麻，则宜以退风散热（“则”字据文义当衍；“宜以”二字原夺，据《素问玄机原病式》补），活血养液，润燥通气之凉药调之，则麻自愈也。治诸燥涩（“诸”字原夺，据《素问玄机原病式》补），只如此法是也（“法”字原夺，据《素问玄机原病式》补）。

枯涸干劲

注云：枯，不营旺也（“旺”原作“生”，从《素问玄机原病式》改）；涸，无水液也；干，不滋润也；劲，不柔和也。然春秋相反（“然”字疑衍，《素问玄机原病式》无)，燥湿不同故也(“故”字原夺，据《素问玄机原病式》补)。大法曰：身表热为热在表；渴饮水为热在里；身热饮水，表里俱有热；身凉不渴，表里俱无热。经所不取火化渴者，谓渴非特为热(“热”原误作“渴”，从《素问玄机原病式》改)，如病寒吐利(“病”字原夺，据《素问玄机原病式》补)，亡液过极，则亦燥而渴也；虽病风热，而液尚未衰，则亦不渴也。岂可止言渴为热，而痞为寒也。

皴揭

注云：皮肤启裂也。乾为天，为燥金；坤为地，为湿土。天地相反，燥湿异用(“用”原作“同”，从《素问玄机原病式》改)，故燥金主于紧敛(“故”字疑衍，与下句复；“敛”原作“皴”，从《素问玄机原病式》改)，故秋脉紧细而微；而湿土主于纵缓(“而”字疑衍,《素问玄机原病式》无)，故六月其脉缓大而长也。如地湿则纵缓滑泽(“如”上原有“则”字，据《素问玄机原病式》删)，干则紧敛燥涩(“涩”原作“紧”，从《素问玄机原病式》改)，皴揭之理明矣。俗言皴揭为风者，由风能胜湿，而为燥故也。经云：厥阴所至，为风府，为璺启，由风胜湿而为燥也。

寒者，太阳寒水，乃肾与膀胱之气也。

诸病上下所出水液澄澈清冷、癥、瘕、㿗疝、痞坚腹满急痛、下利清白、食已不饥、吐利腥秽、屈伸不便厥逆禁固，皆属于寒。

（“诸病”以下四十六字原夺，循文例及《素问玄机原病式》补。）

诸病上下所出水液澄澈清冷

注云：澄湛而不浑浊也。水体清净，而其气寒冷，故水谷不化，而吐利清冷，水液为病寒也。如天气寒（“如”上原有“则”字，据《素问玄机原病式》删），则浊水自然澄清也（元本无“然”字）。

癥犹征也（“犹征也”旁注原夺，据元本补）

注云：腹中坚硬，按之应手，谓之癥也。水体柔顺，而今反坚硬如地体者，亢则害，承乃制也。故病湿过极而为痓（“故病湿”原作“故云湿地”，从《素问玄机原病式》改），反兼风化制之也。风病过极而反燥，筋脉劲急，反兼金化制之也。燥病过极而烦渴，反兼火化制之也。热病过极而反出五液，或为战栗恶寒，反兼水化制之也。其为治者，俾以泻其过极之气（元本“俾”作“但”；“泻”原作“泄”，从《素问玄机原病式》改；“极”元本作“甚”），以为病本，不可反误治其兼化也。

夫五常之道，甚而无以制之（“而”原作“则”，从《素问玄机原病式》改），则造化息矣。如春木旺而多风（“如”上原有“则”字，据《素问玄机原病式》删），风大则反凉，是反兼金化制其木也。大凉之下，天气反温，乃火化承其金也。夏火热极，体反出液，是反兼水化制其火也。因而湿蒸云雨（“蒸”原作“因”，从《素问玄机原病式》改），乃土化承于水也。雨湿过极，而兼烈风（“烈”原误作“裂”，从《素问玄机原病式》改），乃木化制其土也。飘骤之下（“骤”原误作“聚”，从《素问玄机原病式》改），秋气反凉，乃金化承于木也。凉极而反燥（“反燥”上《素问玄机原病式》有“万物”二字），乃火化制其金也。因而以为冬寒（“以为冬寒”原作“于冬”二字，从《素问玄机原病式》改），乃水化承于火也。寒极则水凝如地（“凝”原作“水”，从《素问玄机原病式》改），乃土化制其水也。凝冻极而起东风，乃木化承土而成岁也（“木”原误作“土”，从《素问玄机原病式》改）。凡不明病之标本者，由未知此变化之道也（“未知此变化之道”元本作“未知乎此”）。

瘕

注云：腹中虽硬，而忽聚忽散，无有常准。经曰：血不流而寒薄，故血内凝不流而成瘕也（元本无

“不流”二字)。一云：腹内积病也。又曰(“又”《素问玄机原病式》作“经”)：小肠移热于大肠，为伏瘕，为沉。注曰(“注”原误作“淫”，从《素问玄机原病式》改)：小肠热以传入大肠，两热相搏，则血溢而为虙瘕也(“虙”原作“伏”，从《素问玄机原病式》改)。血涩不利，则月事沉滞而不行，故云为虙瘕(“虙瘕”原误作“虚假”，从《素问玄机原病式》改)、为沉虙(“虙”字原夺，从《素问玄机原病式》补)。乃或阳气郁结(“乃”上原衍“虚”字，据《素问玄机原病式》删)，怫热壅滞而坚硬不消者(“怫热壅滞”四字原夺，据元本补)，非寒瘕也(“寒瘕”元本作“癥瘕”)，宜以脉证别之(“证”原误作“注”，从《素问玄机原病式》改)。瘕一为疝(“一为”原作“即”，“疝”下衍“也”字，从《素问玄机原病式》改删)，传写之误。

癞疝

注云：小腹连卵肿急绞痛也，寒主拘缩故也。寒极而土化制之，故肿满也。经云：丈夫癞疝，谓阴器连小腹急痛也。经注曰(“注”字原夺，据《素问玄机原病式》补)：寒气聚而为疝也。脉急者，寒之象也。然，寒则脉当短小而迟，今言急者，非急数而洪也，由紧脉主痛，急为病甚也。病寒缩急(元本“缩”作“虽”)，亦短小也。所以有痛而脉紧急者，脉为心所养也。凡气为痛，则心神不宁而紧急，不得舒缓，故脉亦从之而见也（“从”字原夺，据《素问玄机原病式》补）。欲知何气为其痛者（“者”原作“也”，从《素问玄机原病式》改），诊其紧急相兼之脉可知矣。如紧急洪数（“如”上原衍“则”字，据《素问玄机原病式》删），则为热痛之类也。

坚痞腹满急痛

注云：寒主拘缩，故急痛也。寒极则血脉凝冱，而反兼土化制之，故坚痞而腹痛也（“痛”元本作“满”）。或热郁于内，而腹满坚结痛者（“者”原作“也”，从《素问玄机原病式》改），不可言为寒也，当以脉别之。

下利清白

注云：寒则清净明白故也。

食已不饥

注云：胃热则消谷善饥，故病寒则食虽已而不饥也（“则”字原夺，据《素问玄机原病式》补）。胃膈润泽（“膈”原误作“隔”，从《素问玄机原病式》改），而无燥热故也。或邪热不杀谷，而腹热胀满，虽数日而不食，亦不饥者，不可言为寒也。由阳热太甚而郁结，传化失常，故虽不食，亦不饥也。二证以脉别之自见。

吐利腥秽

注云：肠胃寒而传化失常，我子能制鬼贼（“能”原作“虽”，从《素问玄机原病式》改），则己当自实（“则己当自实”句原夺，据《素问玄机原病式》补），故寒胜火衰金旺，而吐利腥秽也。腥者，金之臭也，由是热则吐利酸臭，而寒则吐利腥秽也。亦犹饭浆（“亦犹”原误作“由”，从《素问玄机原病式》改），热则喜酸，寒则水腥也。

屈伸不便厥逆禁固

注云：阴水主于清净（“主”原作“生”，从《素问玄机原病式》改），故病寒则四肢逆冷，而禁止坚固，舒卷不便利也（“利”字原夺，据元本补）。故冬脉沉而短以敦（“而”字疑衍，《素问玄机原病式》无），病之象也；或病寒尚微（“寒”字原夺，据《素问玄机原病式》补），而未至于厥逆者（“者”原作“也”，从《素问玄机原病式》改），不可反以为热；或热甚而成阳厥者（“甚”原误作“去”，从《素问玄机原病式》改），不可反以为病寒也。然阴厥者之病脉候（“之”原作“元”，《素问玄机原病式》同，不可训，故改），皆为阴证，身凉、不渴，脉迟细而微，未尝见于阳证也（“尝”原作“常”，从《素问玄机原病式》改)。其阳厥者之病脉证(“之”原作“元”,《素问玄机原病式》同,不可训,故改),皆为阳证,热极而反厥,时复反温(“时”原作“而”,从《素问玄机原病式》改),虽厥而烦渴、谵妄、身热而脉数也。若阳厥极深(“极”原作“逆”,从《素问玄机原病式》改),而至身冷,反见阴脉,而欲绝者,止为热极而欲死也。经曰:一阴一阳之谓道,偏阴偏阳之谓疾,阴阳以平为和,以偏为病,万物皆负阴抱阳而生。故孤阴不长(“长”原作“阳”,从《素问玄机原病式》改),独阳不成,是以阳气极甚,而阴气极衰,则阳气怫郁,阴阳偏倾,而不能宣行,则阳气蓄聚于内,而不能营运于四肢,则手足厥冷为阳厥。仲景曰:热深则厥亦深,热微则厥亦微。又曰:厥当下之,下后厥愈。当以凉药养阴退阳,凉膈散、调胃承气汤下之是也。大凡治病者,必先明其标本(“标本”下原有“也”字,从《素问玄机原病式》删),标者末,本者根源也。故经曰:先病为本,后病为标。又曰:标本相传,先以治其急者(“急”上原衍“治”字,从《素问玄机原病式》删)。又言(“又”原作“若”,从《素问玄机原病式》改):六气为本,三阴三阳为标,故病气为本,受病经络脏腑谓之标(“谓”原作“本”,从《素问玄机原病式》改)。夫标本微甚,治以逆从（“以”元本作“之”，可从），不可不通也（“也”原作“矣”，从《素问玄机原病式》改）。故经曰：知逆与从，正行无问；明知标本，万举万当；不知标本，是谓妄行（“谓”原作“以”，从《素问玄机原病式》改）。正此谓也。

六气方治（此题原缺，按内容补。）

风凡十二方

防风通圣散（方名原夺，据元本补）

治一切风热郁结，气血蕴滞，筋脉拘挛、手足麻痹、肢体焦痿、头痛、昏眩、腰脊强痛、耳鸣、鼻塞、口苦、舌干、咽嗌不利、胸膈痞闷（“闷”原作“塞”，从《黄帝素问宣明论方·风论》改）、咳呕喘满（“咳呕”二字原夺，据《黄帝素问宣明论方·风论》补）、涕唾稠黏，肠胃燥热结（“热结”原作一“涩”字，从《黄帝素问宣明论方·风论》改），便溺、淋闭；或肠胃蕴热郁结，水液不能浸润于周身，而为小便多出者；或湿热内甚，而时有汗泄者（“时”字原夺，“汗泄”原作“溏泄”，据《黄帝素问宣明论方·风论》补改）；或表之正气与邪热并甚于里（“热”原作“气”，从《黄帝素问宣明论方·风论》改），阳极似阴，而寒战、烦渴者；或热甚变为疟疾，久不已者；或风热走注，疼痛、麻痹者；或肾水阴虚，心火阳热暴甚而中风（“热”上原衍“甚”字，“而”字原夺，据《黄帝素问宣明论方·风论》删补）；或暴喑不语，及暗风痫者（“者”原作“病”，从《黄帝素问宣明论方·风论》改）；或破伤中风，时发潮热、搐搦（“搦”字原夺，惟不成句，故补），并小儿热甚惊风；或斑疹反出不快者（“斑”原误作“班”，“反”原作“未”，从《黄帝素问宣明论方·风论》改）；或热极黑陷，将欲死者；或风热疮疥久不愈者；并解耽酒热毒（“解”字原夺，据《黄帝素问宣明论方·风论》补；“毒”字原夺，据元本补）；及调理伤寒，发汗不解，头项肢体疼痛，并宜服之。

防风二钱半　川芎五钱　石膏一钱　滑石二钱　当归一两　赤芍五钱　甘草二钱半，炙　大黄五钱　荆芥穗二钱半　薄荷叶二两（“叶”字原夺，据元本补）　麻黄五钱，去根苗节　白术五钱　山栀子二钱（“子”字原夺，据元本补）　连翘五钱（剂量原缺，据元本补）　黄芩五钱（剂量原缺，据元本补） 桔梗五钱（剂量原缺，据元本补） 牛蒡酒浸，五钱（剂量原缺，据元本补） 人参五钱（剂量原缺，据元本补） 半夏姜制，五钱（剂量原缺，据元本补）

上为粗末（此句前原衍“已上共五钱”五字，据文义由整理者删），每服四钱，水一盏，生姜三片，煎至六分，去滓，温服。不计时候，日三服。病甚者五七钱至一两；极甚者，可下之，多服，二两（“二两”二字原夺，据元本补）、三两，得利后，却当服三五钱，以意加减。病愈，更宜常服（“常服”下元本有“二三两”三字），则无所损，不能再作。

灵砂丹

治风热郁结，血气蕴滞，头目昏眩、鼻塞清涕、口苦、舌干、咽嗌不利、胸膈痞闷、咳嗽、痰实，肠胃燥涩，小便赤；或肾水阴虚，心火炽甚；及偏正头风痛、发落、齿痛、遍身麻木、疥癣疮疡；一切风热，并皆治之。

独活 羌活 细辛 石膏 防风 连翘 薄荷各三两 川芎 山栀 荆芥 芍药 当归 黄芩 大黄生 桔梗以上各一两（剂量原夺，据元本补） 全蝎微炒，半两（剂量原夺，据元本补） 滑石四两　菊花　人参　白术各半两　寒水石一两，生用　砂仁一钱　甘草三两，生　朱砂一两，为衣

上为细末，炼蜜为丸，每两作十丸，朱砂为衣。每服茶清嚼一丸（“服”字原夺，据文义补），食后服。

神仙换骨丹

治气血凝滞，营卫郁结，风热湿气相搏筋骨之间，内舍偏虚，发为不遂之病，气感八风，血凝五痹，筋挛、骨痛、瘫痪、偏枯，一切风证，并宜治之。服之神妙，难以言宣。

槐角炒黄熟　桑白皮去皮　川芎　苍术泔浸去皮（“泔浸去皮”四字原夺，据元本补） 白芷　蔓荆子去萼　人参（“人参”二字原夺，据元本补） 威灵仙　何首乌　防风各二两（“各二两”三字原夺，据元本补） 苦参　五味子　香附各一两　麝半两，别研　麻黄十斤　朱砂水飞，一两（“一两”二字原夺，据元本补）

上将麻黄去根、苗（“苗”下元本有“不去麻黄”四字）、节，用河水三石三斗三升，小斗七升是也，熬至六升，滤去麻黄，澄清再熬至二升半，入其馀药末，每一两三钱作十丸，朱砂为衣。每一丸（“每”下元本

有“服”字），酒一盏，浸至晚，溶化（“化”下元本有“开”字），临卧服。

不换金丹

退风散热。治风有二法，行经（“行”原作“引”，据下句改）、和血，及开发腠理（“发”字原夺，据元本补）。经脉凝滞，非行经则血不顺，是治于内也。皮肤郁结，非开发则营卫不和，是调理于外也。此亦发散之药也。

荆芥穗　白僵蚕炒　天麻　甘草各一两　羌活去芦　川芎　白附子生　川乌头生　蝎梢去毒炒　藿香叶各半两（“叶”字原夺，据元本补）　薄荷三两　防风一两

上为细末，炼蜜丸弹子大，每服细嚼（“嚼”原误作“吋”，不可训，故改），茶清下。如口㖞向左，即右腮上涂之（“腮”原误作“缌”，据文义改），即止。

花蛇续命汤

治卒中风，牙关紧急、精神昏愦、口眼㖞斜、不知人事、痰涎不利、喉中作声。

白花蛇酒浸，去皮骨，焙干　全蝎炒　独活去土（“去土”二字原夺，据元本补）　天麻　附子　人参　防

风　肉桂　白术　藁本　白附子炮　赤箭　川芎　细辛去叶　甘草炙　白僵蚕去丝，灰炒　半夏汤浸，切（“切”字原夺，据元本补）　白茯苓去皮　麻黄去节，水煮三沸，去沫，细切，以上各一两

上为粗末，每服五钱，水一盏（“盏”原误作“戋”，据元本改），生姜五片，煎至七分，去滓，稍热服，不拘时。

加减冲和汤

治中腑之病，宣外阳，补脾胃，泻风木，实表里，养营卫。

柴胡五分　升麻三分　黄芪五分　半夏二分　黄芩　陈皮　人参　芍药　甘草各二分半　当归　黄柏酒浸，各三分

上锉如麻豆大，作一服，水二盏（“盏”原误作“戋”，据元本改），煎至一盏（“盏”原误作“戋”，据元本改），去滓，稍热服（“服”字原夺，据元本补）。如有自汗多者，加黄芪半钱（“芪”原误作“芩”，“钱”原误作“分”，据元本改）；嗽者加五味子二十粒（“味”原误作“倍”，据元本改；“粒”原作“立”，训为音误，故改）。

防风天麻散（“散”原作“汤”，据元本改）

治风痹走注，肢节疼痛；中风偏枯；或暴瘖不语，内外风热壅滞；解昏眩。

防风　川芎　天麻　羌活　白芷　当归　草乌头　白附子　荆芥穗　甘草炙，各半两　滑石二两

上为末，热酒化蜜少许，调半钱，加至一钱，觉药力运行微麻为度。或炼蜜丸如弹子大（“丸”字原夺，据元本补），每服一丸，热酒化下。或半丸，细嚼，白汤下亦得。散郁结，宣气血。如甚者，服防风通圣散。

祛风丸

治风偏，手足颤掉（“颤”原误作“战”，据元本改）、语言謇涩、筋骨痛。

乌头炮（“乌头”元本作“川乌头”）　天南星　草乌头炮　半夏　绿豆粉各一两　甘草　川芎　白僵蚕（“白僵蚕”下，元本有“糯米浸去丝”五字）　藿香　零零香　地龙　蝎梢各三两　川姜半两，炮

上末一两，用绿豆粉一两，白面二两，滴水丸梧桐子大。每三五丸，细嚼，茶清下，或五七丸亦得，食后服，初服三丸，渐加多（“渐多加”元本作“以渐

加之”)。

大通圣白花蛇散

中腑之药也。大治诸风（“大”字据文义当衍），无问新久，手足亸曳、腰脚缓弱、行步不正、精神昏昧、口眼㖞斜、语言謇涩、痰涎壅盛、筋脉挛急、肌肉顽痹、皮肤燥痒、骨节疼（“疼”元本作“疼痛”二字）、目眩、下注腰脚疼痛腿重、肿疡生疮；或痛无常处（“处”字原夺，据文义补），游走不定（“走”原作“步”，形误，故改）；及风气上攻，面浮肿（“肿”字原夺，据文义补）、耳鸣，并宜服之。

天麻去苗　赤箭　防风去苗（“去苗”二字原夺，据元本补）　藁本　木香（“木香”原作“香木”，据文义乙转）　海桐皮　肉桂　杜仲炒　干山药　当归　威灵仙　白附子炮　菊花　蔓荆子　羌活去芦　虎骨酥炙（“酥炙”二字原夺，据元本补）　白芷　干蝎（“干”字原夺，据元本补）　白花蛇酒浸去皮，骨肉用　萆薢　甘草炙　牛膝去苗　郁李仁去皮研　厚朴姜制，各一两

上为末，每服一钱至二钱，温酒调下，荆芥汤调下亦得，空心服之。常服祛风逐气，通行营卫，久病风人，尤宜常服。轻者中风（“者”原误作“可”，据文义

改），不过二十服，平安如故。

活命金丹

治风中脏，不语、半身不遂、肢节顽痹、痰涎上潮、咽嗌不利、饮食不下、牙关紧禁；及解一切药毒（“药毒”元本作“药毒酒毒”），发热、腹胀、大小便不利、胸膈痞满；上实下虚，气闭面赤；汗后余热不退；劳病诸证（“证”原作“药”，据文义改）；无问老幼妇人，俱得服之。

川芎　甘草　板蓝根　葛根各一两　龙脑二钱，研　麝香二钱，研　牛黄研，五分（“五分”二字原夺，据元本补）　生犀　桂各三钱（“各”字原夺，据文义补）　珠子粉半两　川大黄二两半　甜硝一两　辰砂四钱，一半为衣　青黛三钱　薄荷五钱

上为细末，炼蜜同水浸蒸饼，糊为剂，每一两作十丸，别入朱砂为衣，就湿，以真金箔四十叶为衣。腊月修合（“腊”原误作“葛”，据文义改），瓷器内收贮，多年不坏。如风毒，茶清送下；解毒药（“毒药”元本作“药毒”），新冷水化下；余热劳病，及小儿惊热，薄荷汤化下。以上煎（“煎”元本作“并”），量大小加减用之。

至宝丹

治卒中风急不语；中恶气绝（“绝”字原夺，据《太平惠民和剂局方·诸风》补）；中诸物毒（“中”上原衍“卒”字，据《太平惠民和剂局方·诸风》删）；暗风；中热疫毒（“中”原误作“卒”，从《太平惠民和剂局方·诸风》改）；阴阳二毒（“二”原作“三”，从《太平惠民和剂局方·诸风》改）；山岚瘴气毒（“山”“气”二字原夺，据《太平惠民和剂局方·诸风》补）；中暑毒（“中”上原衍“误”字，据《太平惠民和剂局方·诸风》删）；产后血晕；口鼻血出，恶血上攻心，烦躁（“烦”上原衍“毒”字，据《太平惠民和剂局方·诸风》删）；心肺积热；霍乱吐利（“霍”原误作“藿”，据文义改）；风注筋惕；大肠风秘（“秘”原作“涩”，从《太平惠民和剂局方·诸风》改）；神魂恍惚、头目昏眩（“昏”原作“风”，从《太平惠民和剂局方·诸风》改）、眠卧不安、唇口干焦；伤寒狂语；小儿急惊；风热卒中；客忤，不得眠睡（“睡”字原夺，据元本补）；惊风搐搦（“惊风”上原衍“烦躁”二字，与前文复，故删）。以上无不治者。

辰砂五两，水飞　生犀五两　麝香二两半　玳瑁五两　牛黄二两　龙脑五两，水飞　人参五两　银箔一百二十片，一半为衣，余入药（“余入药”元本作“百箔入药”）琥珀五两　安息香五两，用酒半升熬膏　金箔二百二十片，一半为衣，余入药（“余入药”元本作“一百二十箔”）雄黄一两半　南星三两，水煮软，切片。一法：酒二升半，浸蒸七次，焙干用。

上为细末，半用安息香膏（元本无“半”字，疑衍），次炼蜜，一处搜和为丸，梧桐子大，每服三丸至五丸，煎人参汤下之。小儿一丸至二丸（“一丸”二字原夺，据元本补），汤下之同上。

牛黄通膈汤

治初病风证，觉一二日实，则急下之。

牛黄二钱，别研　大黄一两　甘草一两，炙　朴硝三钱，别研

上件为末，每服一两，水二钟，除牛黄、朴硝外，煎至一盏，去滓，入牛黄、朴硝一半调服，以利三二行为度。未利，再量虚实加减服之。

暑热凡十方

白虎汤

伤寒大汗出后，表证已解，心胸大烦，渴欲饮水；及吐或下后七八日，邪毒不解，热结在里，表里俱热，

时时恶风、大渴、舌上干燥而烦、欲饮水数升者，宜服之；又治夏月中暑毒，汗出、恶寒、身热而渴。

知母去皮，一两半　甘草一两，炙　粳米一合　石膏乱文者，别研，四两

上为末，每服三钱，水一盏半，煎至一盏（“盏”原误作“钱”，据文义改），去滓，温服。小儿量力与之。或加人参少许同煎亦得，食后服。此药立夏后立（“立”字原夺，据文义补）秋前可服，春时及秋后并亡血虚人不宜服。

桂苓甘露饮

治饮水不消，呕吐、泻利；流湿润燥，宣通气液；水肿、腹胀（“腹”原作“胀”，据文义改）、泄泻不能止者（“止”原误作“上”，形误，故改）。兼治霍乱吐泻、下利赤白、烦渴；解暑毒大有神效，兼利小水。

白茯苓去皮　白术　猪苓　甘草炙　泽泻以上各一两　寒水石一两，别研　桂去粗皮，半两　滑石二两，别研（“滑石”原夺，据元本补）

上为末，或煎，或水调，二三钱任意，或入蜜少许亦得。

桂苓白术散（《黄帝素问宣明论方》中，该方无木香、藿香、人参，有猪苓）

治冒暑、饮食所伤转甚，湿热内甚，霍乱吐泻、转筋急痛、腹满、痞闷（“痞”原作“痛”，据文义改）；小儿吐泻惊风，宜服之。

木香　桂枝　藿香　人参　茯苓去皮，各半两（“两”字原夺，据《黄帝素问宣明论方》补）　甘草炙　白术　葛根　泽泻　寒水石各一两　滑石（分量原缺，《黄帝素问宣明论方》作四两，可参）　石膏（分量原缺，《黄帝素问宣明论方》作二两，可参）

上为末，每服三钱，白汤调下，新水或生姜汤亦得。

益元散

桂府滑石二两，烧红　甘草一两

上为极细末，每服三钱，蜜少许，温水调下，无蜜亦得。或饮冷者，新水亦得。或发汗，煎葱白、豆豉汤调，无时服。

竹叶石膏汤

治伤寒解后，虚羸少气，气逆欲吐（“欲吐”二字原夺，据元本补）。

淡竹叶六钱半，锉　石膏四两，别研　人参　甘草炙，各半两　麦门冬一两半　半夏二钱半，汤洗

上锉如麻豆大，每服五钱，水一盏半，入粳米百余粒，煮取八分，米熟（“米熟”下元本有“汤成”二字），去滓温服。

化痰玉壶丸

南星　半夏生（“生”元本作“并生用”三字）　天麻各一两　白面三两

上为细末，滴水丸梧子大（元本“丸”下有“如”字），每服二十丸，用水一大盏（“盏”原误作“壶”，据元本改），先煎令沸，下药煮，候浮，漉出，方熟。放温，别用生姜汤下，不拘时候。

四君子汤

治烦热、燥渴。

白茯苓去皮　人参去芦　甘草炙　白术各等分

上㕮咀，每服三钱（“每服”原作一“以”字，据元本改），水一盏，煎至七分，去滓，温服。

白术散

治诸烦热渴（元本无“热”字），津液内耗，不问阴阳，服之止渴生津液。

白术　人参（“人参”下，元本有“去芦”二字）　白茯苓去皮　甘草炙　藿香（“藿香”元本作“藿香叶”）　木香各一两　干葛二两

上为粗末，每服三钱，水一盏，煎至七分，去滓，温服，不拘时（“不拘时”元本作“不计时候”）。

小柴胡汤

治伤寒、温病（“伤寒、温病”元本作“温热病，身热”），恶风、颈项强急、胸膈胁痛、呕哕、烦渴、寒热往来、身面皆黄、小便不利、大便秘硬；或过经未解，潮热不除；及瘥后劳复，发热、头痛；妇人伤风，头痛、烦热，经血适断，寒热如疟，发作有时；及产后伤风，头痛烦热，并宜服之。

柴胡四两，去苗　黄芩　人参　半夏汤洗七次　甘草各一两半

上为粗末，每服二钱（“二钱”元本作“三钱”），水一盏半，生姜五片，枣子一枚，擘破，同煎至七分，去渣，热服，不拘时。小儿分作二服，更量加减。

升麻葛根汤

治大人小儿时气瘟疫，头痛、发热、肢体烦热；疮疹未发（“疮疹未发”元本作“疮疥已发未发”），并宜服之。

升麻　葛根（元本“葛根”下有“锉”字）　甘草炙　芍药各半两

上为末，每服三钱，水一盏半，煎至一盏，去渣，稍热服，不拘时。日进二三服，病去身凉为度。小儿量力与服。

湿土凡九方

葶苈木香散

治湿热内外甚（“甚”原作“余”，从《黄帝素问宣明论方》改），水肿、腹胀（“腹”字原夺，据《黄帝素问宣明论方》补）、小便赤涩、大便滑泻。

葶苈　茯苓去皮　白术　猪苓去皮，各一两　木香半钱　泽泻　木通　甘草各半两　桂一钱　滑石三两（“三两”二字原夺，据《黄帝素问宣明论方》补）

上为细末，每服三钱，白汤调下，食前服。此药下水湿（“湿”原夺，据《黄帝素问宣明论方》补），消肿胀，止泻利，利小便。若小便不得通利，而反转泄者，此乃湿热癃閟极深（“癃”《黄帝素问宣明论方》作“痞”），而攻之不开，故反为注泻（元本“故”作“是能”二字），此正气已衰，多难救也。慎不可攻之，而无益耳。

白术木香散

治喘嗽、肿满，欲变成水病者（“者”字疑衍，但《黄帝素问宣明论方》亦有），不能卧、不欲饮食（“欲”《黄帝素问宣明论方》作“敢”）、小便闭者。

白术　猪苓去皮　泽泻　赤茯苓以上各半两　木香　陈皮去白，各二两（“各”字原夺，据文义补；“去白”二字原在剂量后）　槟榔　官桂各二钱　滑石三两（“三两”二字原夺，据《黄帝素问宣明论方》补）

上为粗末，每服五钱，水一盏，生姜三片，煎至七分，去渣，食前温服（“食前”，《黄帝素问宣明论方》作“食后”）。

大橘皮汤

治湿热内甚，心腹胀满、水肿、小便不利、大便滑泄。

橘皮一钱半（“钱”，《黄帝素问宣明论方》作“两”，元本亦作“两”） 木香一钱（“钱”《黄帝素问宣明论方》作“两”，元本作“分”） 滑石六钱（“钱”元本作“两”） 槟榔三钱 茯苓一两，去皮（“去皮”二字原夺，据《黄帝素问宣明论方》补） 猪苓去皮（“去皮”二字原夺，据《黄帝素问宣明论方》补） 泽泻 白术 官桂各五钱（“五钱”元本作“半两”） 甘草三钱（“三钱”元本作“二钱”）

上为末，每服五钱，水一盏，生姜五片，（“生”字原夺，据元本补）煎至七分，去渣，温服。

桂苓白术丸（“苓”原误作“花”，从《黄帝素问宣明论方》改）

消痰逆，止咳嗽，散痞满壅塞（“满”原误作“散”，从《黄帝素问宣明论方》改），开坚结痛闷，推进饮食（“推”字原夺，据《黄帝素问宣明论方》补），调和脏腑，无问寒湿湿热（“湿热”原夺“湿”字，据《黄帝素问宣明论方》补），呕吐、泻利，皆能开发，以令遍身流湿润燥，气液宣平而愈。并解酒毒；兼疗肺痿痨嗽；水肿、腹胀（“腹”字原夺，据《黄帝素问宣明论方》补）、泻利不能止者，服之。利止为度，后随证治之。

楝桂（“楝桂”二字原夺，据《黄帝素问宣明论方》补） 干生姜各一分（“各一分”三字原夺，据《黄帝素问宣明论方》补） 茯苓去皮 半夏各一两 白术（“茯苓”至

“白术”十一字原夺，据《黄帝素问宣明论方》补） 红皮去穰 泽泻各半两

上为末（“为末”二字原夺，据《黄帝素问宣明论方》补），面糊为丸，如小豆大（“如”字原夺，据《黄帝素问宣明论方》补），每服二三十丸，生姜汤下（“生”字原夺，据《黄帝素问宣明论方》补），日进三服。病在膈上（“在”字原夺，据《黄帝素问宣明论方》补），食后服；膈下，食前服；在中者（“在”字原夺，据《黄帝素问宣明论方》补），不拘时。或一法：加黄连半两，黄柏二两，水丸（“水丸”二字原夺，据《黄帝素问宣明论方》补），取效甚妙。

六一散

治身热、呕吐、泄泻、肠澼下利赤白；治癃闭淋痛，利小便；偏荡胃中积聚寒热，宣积气（“宣积气”原作“益精”，从《黄帝素问宣明论方》改），通九窍六腑，生津液（“生”字原夺，据《黄帝素问宣明论方》补），去留结，消蓄水，止渴，宽中（“宽”原作“利”，从《黄帝素问宣明论方》改），除烦热心躁；治腹胀痛，补益五脏，大养脾、胃、肾之气；理内伤阴痿，安魂，定魄，补五劳七伤，一切虚损；主痫痓

（“痫”上原衍“病”字，从《黄帝素问宣明论方》删）、惊悸、健忘、心烦满、短气、脏伤咳嗽、饮食不下、肌肉疼痛；治口疮、牙齿疳蚀，明耳目、壮筋骨、通经脉（“经”原作“血”，从《黄帝素问宣明论方》改）、和血气、消水谷，保真元；解百药酒食邪毒，耐劳役饥渴（“耐”原误作“及”，“役”原误作“疫”，从《黄帝素问宣明论方》改），宣热（“宣”原作“寒”，从《黄帝素问宣明论方》改），辟中外诸邪所伤（“辟”原误作“逼”，从《黄帝素问宣明论方》改）；久服强志、轻身、驻颜、延寿；及解中暑（“中”字原夺，据《黄帝素问宣明论方》补）、伤寒、疫疠、饥饱、劳损、忧愁、思虑、恚怒（“恚”原误作“慧”，从《黄帝素问宣明论方》改）、惊恐、传染，并汗后遗热（“后”原误作“热”，从《黄帝素问宣明论方》改），劳复诸病；并解两感伤寒，能令遍身结滞宣通，气和而愈（“气和”原作“血气”，从《黄帝素问宣明论方》改）；及妇人下乳催生；并产后损液血衰，阴虚热甚；一切热病，并宜服之；兼防发吹奶乳痈（“防”原作“妨”，“防”上原衍“不患”二字，“痈”字原夺，据《黄帝素问宣明论方》改删补），或已觉吹乳乳结，顿服即愈；乃神验之仙药也，惟孕妇不可服。

滑石六两，烧红　甘草一两，微炒

上为细末，每服三钱，蜜少许，温水调下，无蜜亦得，日三四服，或水调下亦得。解利发汗，煎葱白、豆豉汤下四钱，并三四服，（“或水调”以下二十三字原夺，据元本补）以效为度（“效”原误作“故”，从《黄帝素问宣明论方》改）。此药寒凉，解散郁热（“郁热”原作“热郁”，从《黄帝素问宣明论方》乙转），若病甚不可解（“若”原误作“疫”，从《黄帝素问宣明论方》改；“可”字《黄帝素问宣明论方》无，当衍），多服无害，但有益耳。

五苓散

治伤寒温热，病在表里未解，头痛、发热、口燥、咽干、烦渴饮水、或水入即吐、小便不利；及汗出表解，烦渴不止者，宜服之；及治霍乱吐利，烦渴饮水。

泽泻二两半　猪苓　赤茯苓去皮　白术　官桂去皮，各一两

上为粗末，每服三钱，热汤下。恶热，欲饮冷者，新水调下；或生姜汤下愈妙（“妙”原误作“加”，从《黄帝素问宣明论方》改）。或加滑石二两甚佳；或

喘、嗽、咳（“咳”字《黄帝素问宣明论方》无，当衍）、烦心不得眠者（“眠”原作“安”，从《黄帝素问宣明论方》改），加阿胶半两。及治瘀热在里，身发黄疸，浓煎茵陈蒿汤调下，食前服；疸病发渴，及中水引饮，亦可服，新汲水调下。小儿加白术末少许；如虚热（元本“如”下有“发”字），加黄芪、人参末少许。

赤茯苓丸

治脾胃水湿太过（“水”原夺，据文义加），四肢肿满、腹胀；喘逆，气不宣通，小便赤涩。

葶苈四两，炒　防己二两　赤茯苓一两　木香半两

上为细末，枣肉丸梧桐子大，每服三十丸，桑白皮汤食前下。

人参葶苈丸

治一切水肿（“一切水肿”《黄帝素问宣明论方》作“水湿气通身肿满”），喘满不可当者（“喘”，《黄帝素问宣明论方》无）。

人参一两，去芦（“一两”二字原夺，据《黄帝素问宣明论方》补）　苦葶苈炒，四两

上为细末，枣肉丸梧子大，每三十丸煎桑白皮汤下。

海藻散

治男子遍身虚肿、喘、满闷不快者。

海藻锉碎　川大黄　大戟并锉　续随子去壳，以上各二两

上件，好酒二钟，净碗内浸一宿（“一”原误作“不”，据文义改），取去晒干候用（“候”元本作“后”）。

甘遂面炒黄色，一两　白牵牛生，一两　滑石半两　肉豆蔻（“肉豆蔻”下，元本有“一个”二字）　青皮去穰　橘皮去白，以上各一两

上为细末，每服二钱，如气实者，三钱半（元本无“半”字），平明冷茶清调下。至辰时取下水二三行，肿减五七分；隔二三日（元本无“三”字），平明又一服，肿消。鱼肉盐皆忌。一曰：小儿肿一钱（元本“肿”下有“服”字），五岁以下者半钱，孕妇勿服。

火凡十一方

凉膈散

治伤寒表能不解（“寒”字原夺，据《黄帝素问宣明论方》补；“能”字《黄帝素问宣明论方》无，疑衍），半入于里（“半入于里”原作“汗在里”，从《黄帝素问宣明论方》改），下证未全；下后燥热怫结于内（“结”原作“怫”，从《黄帝素问宣明论方》改），心烦懊憹不得眠；脏腑积热，烦、渴、头昏、唇干、咽燥、喉痹、目赤、颊硬（“颊硬”二字，《黄帝素问宣明论方》作“烦渴”）、口舌生疮、咳唾稠黏、谵语狂妄；肠胃燥涩，便溺闭结（“便”字原夺，据《黄帝素问宣明论方》补）；风热壅滞，疮癣发斑（“斑”原误作“班”，从《黄帝素问宣明论方》改）；惊风热极，痘黑陷欲死者。

连翘一两　山栀（“山栀”元本作“山栀子”）　大黄　薄荷（“薄荷”元本作“薄荷叶”）　黄芩以上各半两　甘草一两半　朴硝一钱（“朴硝”原排在“薄荷”与“黄芩”之间，以其分量与他药悬殊，从《黄帝素问宣明论方》移此）

加减法：咽喉痛（“痛”原误作“及”，从《黄帝素问宣明论方》改）、涎嗽，加荆芥半两（“加”字原夺，据

《黄帝素问宣明论方》补)，桔梗一两；咳而呕者，加半夏半两，每服生姜三片同煎(“服”字原夺，据《黄帝素问宣明论方》补)；血衄呕血，加当归(“加”字原夺，据《黄帝素问宣明论方》补)、芍药各半两，生地黄一两；淋者加滑石四两，茯苓一两；(“芍药”以下二十一字原夺，据元本补)风眩目痛(“眩目”二字《黄帝素问宣明论方》无)，加川芎半两，石膏三两，防风半两；斑疹加葛根一两(“斑”原误作“班”，据文义改；“斑”《黄帝素问宣明论方》作“酒毒”二字)，荆芥半两，赤芍、川芎、防风、桔梗各半两。

上为末，每服二钱至五钱，水一盏，蜜少许，同煎至七分，去渣温服。虚实加减如前。或小儿可服七分、八分。或无热，甚黑陷，腹胀、喘急、小便赤涩而将死者，此一服，更加大承气汤约下之，得和者即瘥(“和”原作“利”，从《黄帝素问宣明论方》改)。

黄连解毒汤

治伤寒杂病(“杂”原作“热”，从《黄帝素问宣明论方》改)、燥热毒，烦闷、干呕、口燥(“口”原误作“吐”，从《黄帝素问宣明论方》改)、呻吟、喘满，阳厥极深，蓄热内甚(“甚”原误作“其”，从《黄帝素问宣明论方》改），俗妄传为阴毒者（“为”原误作“于”，从《黄帝素问宣明论方》改）；及汗吐下后（“汗吐下后”原作“下之前后”，从《黄帝素问宣明论方》改），寒凉诸药，不能退热势（“寒凉诸药，不能退热势”原作“寒热不退，诸药无验”，从《黄帝素问宣明论方》改），并两感证同法（“法”字原夺，据《黄帝素问宣明论方》补）。

黄连　黄柏　黄芩　大栀子各半两

上锉如麻豆大（“锉”字原夺，据《黄帝素问宣明论方》补），每服半两，水一盏，煎至四分，去渣温服。或腹满、呕吐，或欲作利者，每服加半夏三个（元本“三个”下有“生用”二字），厚朴二钱，茯苓四钱去皮，水一盏半，姜三片，煎半盏（元本“煎”下有“至”字），去滓温服，名曰黄连半夏解毒汤。

三一承气汤（“汤”字原夺，据《黄帝素问宣明论方》补）

治伤寒杂证，内外所伤，日数远近，腹满、咽干、烦渴、谵妄、心下按之硬痛、小便赤涩、大便结滞；或湿热内甚而为滑泄（“甚而”二字原夺，据《黄帝素问宣明论方》补），热甚喘咳、闷乱、惊悸、狂癫（“癫”原误作“颠”，据元本改），目病口疮，舌肿喉痹痈疡，阳明胃热发斑（“斑”原作“班”，从《黄帝素问宣明论方》改），脉沉而可下者；小儿热极风惊，潮搐、昏塞，并斑疹黑陷不起（“斑”原作“班”，从《黄帝素问宣明论方》改；“起”原作“退”，据文义改）、小便不通、腹满欲死；或斑疹后（“斑”原作“班”，从《黄帝素问宣明论方》改），热不退，久不作痂；或作斑痈疮癣（“斑”原作“班”，从《黄帝素问宣明论方》改），久不已者；怫热内盛、痃癖坚积、黄瘦疟疾、久新暴卒心痛、风痰酒隔（“隔”原作“膈”，从《黄帝素问宣明论方》改）、肠垢积滞、久壅风热（“壅”原作“瘫”，从《黄帝素问宣明论方》改）、暴伤酒食，烦心闷乱、脉数沉实；或肾水阴虚，阳热暴甚，而僵仆卒中；一切暴喑不语，蓄热内伤（“伤”元本作“甚”），阳厥极深，脉反沉细欲绝；或表之冲和正气（“之”字原夺，据《黄帝素问宣明论方》补），与邪气并之于里（“之”原误作“心”，从《黄帝素问宣明论方》改），则里热亢极似阴（“似”原误作“以”，从《黄帝素问宣明论方》改），反为寒战、脉微而绝；或风热燥甚（“热”字原夺，据《黄帝素问宣明论方》补），客于下焦，而大小便涩滞不通者；或产妇死胎不下（“妇”原作“后”，从《黄帝素问宣明论方》改）；或两感表里热甚，须可下者（“者”字原夺，据《黄帝素问宣明论方》补）。

大黄　芒硝　枳壳　厚朴各半两　甘草一两

上锉如麻豆大，水一盏半（“水”字上原衍“分一半”三字，据《黄帝素问宣明论方》删），姜三片，煎至六分，下硝一二沸，去渣热服，以利为度。热甚者，作一服，得利为效，临时消息。

八正散

治大人小儿心经邪热，一切蕴毒，咽干、口燥、大渴引饮、心忪、面热、烦躁不宁（“烦”字原夺，“躁”原作“燥”，据《卫生宝鉴》卷十七补改）、目赤、睛痛、唇焦、鼻衄、口舌生疮、咽喉肿痛；又治小便赤涩，或癃闭不通，及热淋、血淋，并宜服之。

大黄面裹煨干用　瞿麦　木通　萹蓄（“蓄”原误作“竹”，从《卫生宝鉴》卷十七改）　车前子　山栀　甘草炙　滑石以上各一两

上为散，每服二钱，水一盏，入灯心些子（“入”字原夺，据《卫生宝鉴》卷十七补；“些子”二字当衍），煎至七分，去滓温服，食后临卧。小儿量力与之。

洗心散

治风壅壮热、头目昏痛、肩背拘急（“拘”字原夺，

据《卫生宝鉴》卷六补）、肢节烦疼；热气上冲，口苦、唇焦、咽喉肿痛、痰涎壅滞、涕唾稠黏、心神烦躁、眼涩睛疼；及寒热不调（“热”字原夺，据文义补），鼻塞、声重、咽干、多渴、五心烦热、小便赤涩、大便闭硬宜服。

大黄面裹煨净用　甘草炙　当归去苗，洗　芍药　麻黄去根　荆芥穗各半两　白术三钱半

上为细末，每服二钱，水一盏，生姜、薄荷各少许，同煎至七分，纳硝更上火煎一二沸去滓，温服。如小儿麸痘疮疹，欲发先狂语、多渴，及惊风积热，可服一钱，并临卧服。如大人五脏壅实，欲要溏转，加至四五钱，乘热服之。（“去滓”以下至末共五十一字原夺，据元本补）

调胃承气汤（此条共计一百另九字，原夺，据元本补）

治胃中热实而下满，一切胃经实热者，皆可服之。

甘草炙，半两　芒硝半两　大黄半两

《内经》曰：热淫于内，治以咸寒，佐以苦甘。芒硝咸寒以除热，大黄苦寒以荡实，甘草甘平以助二物，推陈致新法也。

上件锉如麻豆大，水一盏，煮二味至七分，去滓，纳硝更上火煎一二沸，服之。

大承气汤

治痞满燥实，地道不通。

大黄苦寒，一两　厚朴苦寒姜制，二两　芒硝咸寒，一合　枳壳五个，去穰，麸炒

《内经》曰：燥淫于内，所胜以苦下之。大黄、枳实之苦，以除燥热。又曰：燥淫于内，治以苦温。厚朴之苦下燥结又曰：热淫所胜，治以咸寒。芒硝之咸，以攻郁热蕴结。（“《内经》曰”以下至“蕴结”共六十字，原夺，据元本补）

上四味，以水五升，先煮二味，取三升，去滓；纳大黄，取二升，去滓；入芒硝，更上火微煎一二沸。分二服（“分二服”元本作“分温再服”），得下勿服余者。方内去硝，即小承气汤也，治证同。

柴胡饮子

解一切肌热、蒸热、积热，及寒热往来，蓄热，或寒战；及伤寒发汗不解；或不经发汗传受，表里俱热，口干、烦渴；或表热入里，下证未全，下后热未

除（“除”原作“愈”，从《卫生宝鉴》卷六改）；及汗后余热、劳复；或妇人经病不快，产后但有如此之证，并宜服之。乃气分热也。

柴胡　人参　黄芩　甘草炙　大黄　当归　芍药各半两

上为粗末，每服四钱，水一盏，姜三片，煎至六分，去滓温服。小儿分三服，不拘时日，三服除病为度，热甚者加服（“甚者”原作一“度”字，从《卫生宝鉴》卷六改）。

白虎汤

方见前暑热内（“见”原误作“现”，据文义改；“暑热”原作“热暑”，据文义乙转），此方加甘草半两。

桃仁承气汤

治热结膀胱，其人如狂，热在下焦，与血相搏，血下则热随出而愈（“随”原作“血”，从《卫生宝鉴》卷六改）。

芒硝　甘草　桂枝各六钱（“枝”原作“皮”，从《卫生宝鉴》卷六改）　桃仁五十个，去皮尖　大黄一两三钱

甘以缓之，辛以散之。小腹急结，缓以桃仁之

甘；下焦蓄血，散以桂枝之辛。大热之气（“大”原作“火”，从《卫生宝鉴》卷六改），寒以取之（“取”原作“收”，从《卫生宝鉴》卷六改）。热甚搏血，加二物于调胃承气汤中也（“二”原作“三”，“也”原作“之”，从《卫生宝鉴》卷六改）。

上五味，㕮咀（“㕮咀”二字原夺，据《卫生宝鉴》卷六补），以水二升三合，煮取一升二合，去滓，纳芒硝，煎一二沸，分五服。

神芎丸（据主治所述，此方名应为“藏用丸”或“显仁丸”，然《黄帝素问宣明论方》亦为此名，其卷四之“妙功藏用丸”，药品与方名又适相左，存疑待考。）

治一切热证，常服保养、除痰、消酒食、清头目、利咽膈，能令遍身结滞宣通，气利而愈，神强体健（“健”原作“重”，从《黄帝素问宣明论方》改），耐伤省病（“省”字原夺，据《黄帝素问宣明论方》补）；并妇人经病、产后血滞、腰脚重痛、小儿积热、惊风潮搐。藏用丸（“藏”字原夺，据《黄帝素问宣明论方》补），亦曰显仁丸。加黄连、薄荷、川芎各半两，名曰神芎丸。

大黄　黄芩各二两　牵牛　滑石各四两

上为末，滴水丸如小豆大，或炼蜜丸亦妙。每十五丸加至五七十丸，温水下，冷水亦得。

燥凡十方（元本“燥”下有“金”字）

脾约丸

约者，结约之象（“结约”原作“约束”，与下文复，故改），又曰约束之约也。《内经》曰：饮入于胃，游溢精气，上输于脾，脾气散精，上归于肺，通调水道，下输膀胱，水精四布，五经并行，为其津液者（“为”字原夺，据文义补）。脾气结，约束精液，不得四布五经，但输膀胱（“胱”原误作“光”，据文义改），致小便数，大便硬，故曰其脾为约。麻仁味甘平，杏仁甘温，《内经》曰脾欲缓，急食甘以缓之，麻仁、杏仁润物也，《本草》曰润可以去枯，肠燥必以甘润之物为主，是以麻仁为君，杏仁为臣；枳壳味苦寒，厚朴味苦温，润燥者必以甘，甘以润之，破结者必以苦，苦以泄之，枳壳、厚朴为佐，以散脾之约；芍药味酸微寒，大黄味苦涌泄为阴（“黄”原误作“寒”，据文义改），芍药、大黄为使，以下脾之结。燥润结化，津液还入胃中，则大便利，小便数愈。

麻仁一两　白芍药　枳壳　厚朴各半两　大黄二

两　杏仁汤浸去皮尖，研，三钱（“浸”字原夺，据文义补）

上为极细末，蜜丸梧子大，米饮下三十丸（“丸”原作“日”，从元本改），日进三服，渐加，以利为度。

润肠丸

治脾胃中伏火（“中”字原夺，据《卫生宝鉴》卷十七补），大便秘涩（“涩”字原夺，据《卫生宝鉴》卷十七补），或干燥不通（“不通”上原衍“秘涩”二字，从《卫生宝鉴》卷十七删），全不思食，此乃风结秘（“此乃”原作一“及”字，从《卫生宝鉴》卷十七改）、血结秘，皆令閟塞也。风以润之，血以和之（“风以润之，血以和之”原作“以润风燥”四字，从《卫生宝鉴》卷十七改），和血疏风，自通利矣。

麻仁　桃仁去皮尖　羌活　当归　大黄各半两

上除麻仁、桃仁别研如泥，余药细研，炼蜜丸梧子大，每服五十丸至百丸，空心白汤下。如血涩而大便燥者，加桃仁酒洗大黄；（“如血涩”以下共十五字原夺，据元本补）如大便不通而涩，滋其营甚者（“甚”原作“养”，据文义改，《卫生宝鉴》卷十七作“盛”），急加酒洗大黄（“大黄”下，元本有“以利之”三字）；如风结燥，大便不行，加麻仁（“麻”原作“桃”，从《卫生宝鉴》卷十七改）、大黄；如风湿大便不行者，加皂角仁、大黄、秦艽以利之；如脉涩，觉身有气涩而大便不通者（“涩”原误作“证”，从《卫生宝鉴》卷十七改），加郁李仁、大黄以除气涩。

当归润燥汤

升麻一两　当归一两　生地黄二两　甘草一钱，炙　干地黄一钱　桃仁一钱，研　麻仁一钱　红花半钱　大黄一钱，煨

上桃仁、麻仁别研如泥，余锉麻豆大作一服（“麻豆大”三字原夺，据元本补），水二钟（“钟”元本作“盏”），入桃、麻仁煎至一盏，去渣，空心宿食消尽，稍热服。

橘杏丸

治气闭，老人、虚弱人皆可服（“人”字原夺，据元本补）。

橘皮（“橘皮”元本作“橘红”，并其下有“为主”二字）　杏仁汤浸去皮尖

上二味等分，炼蜜丸梧子大，每服七十丸，空心米饮下。

七宣丸（“宣”原作“宝”，从《卫生宝鉴》卷十七改）

疗风气，治结聚宿食不消，兼砂石、皮毛在腹中（“砂”字原夺，据《卫生宝鉴》卷十七补）；及积年腰脚疼痛，冷如冰石（“冰”原作“水”，从《卫生宝鉴》卷十七改）；脚气冲心，烦愦（“愦”字原夺，据《卫生宝鉴》卷十七补）、头眩暗倒（“眩”原作“如”，从《卫生宝鉴》卷十七改）、肩背重（“重”下原衍“闷”字，从《卫生宝鉴》卷十七删）、心腹胀满、胸膈痞塞（“痞”原作“闭”，从《卫生宝鉴》卷十七改）；风毒肿气，连及头面，大便或秘、小便时涩；脾胃虚痞（“虚”原作“气”，从《卫生宝鉴》卷十七改），不能饮食、脚转筋、挛急掣痛（“掣”字原夺，据《卫生宝鉴》卷十七补）、心神恍惚、眠卧不安等疾（元本“不安”下有“一切”二字）。

柴胡去苗，五两　桃仁去皮，六两　枳实麸炒，五两　诃子皮五两（“诃”原误作“呵”，从《卫生宝鉴》卷十七改）　木香五两　大黄面煨，十五两　甘草炙，四两

上为细末，炼蜜丸梧子大，每服二十丸，食前临卧服，米饮下一服，加至四五十丸，宣利为度。觉病势退，服五补丸，不问男女老幼，并可服之，量与加减。

麻仁丸

调三焦（“调”上，元本有“顺”字）、和五脏、润肠胃、除风气，及治风热壅结，津液耗少，令大便闭涩不通，高年及有风人大便秘，宜服之。

枳实面炒　白槟榔各一两半　羌活一两，洗　菟丝子一两半，酒浸别末　山茱萸一两半（“山”字原夺，据《卫生宝鉴》卷十七补）　郁李仁四两，去皮　车前子一两半　肉桂一两　木香一两　大黄四两半　麻仁四两，别研（元本另有“山蓣一两半，防风一两半”）

上为细末，炼蜜丸如梧子大，每服十五丸至二十丸，临卧温水下。

神功丸

治三焦气壅，心腹痞闷；六腑风热，大便不通、腰脚疼痛、肩背重疼（“疼”原作“闷”，从《卫生宝鉴》卷十七改）、头昏面热（“面”原作“目”，从《卫生宝鉴》卷十七改）、口苦咽干、心胸烦躁、眠卧不安；及治脚气，并素有风人大便结燥（“人”字原夺，据《卫生宝鉴》卷十七补）。

大黄四两，面煨　麻仁二两，别研　人参二两　诃子皮四两上一处研，炼蜜丸如梧子大，每服三十丸，温水下，酒亦得，食后服。如大便不通，倍服，利为度。

厚朴汤

凡治脏腑之秘，不可一例治疗，有虚秘，有实秘。有胃实而秘者，能饮食、小便赤，当以麻仁丸、七宣丸之类主之；胃虚而秘者，不能饮食、小便清利，厚朴汤宜之（“宜”元本作“主”字）。

厚朴三两，锉　白术五两　半夏二两，泡（“半夏”《卫生宝鉴》卷十七作“夏曲”）　枳壳二两，炒　陈皮三两

上为细末（“细”元本作“粗”），每服三钱，水盏半，姜三片，枣三个，煎至一盏，去滓温服，空心食前。胃实秘，物也；胃虚秘，气也。

七圣丸（“丸”原作“散”，从《卫生宝鉴》卷十七改）

治风气壅盛，痰热结搏，头目昏重、涕唾稠黏、心烦、面热、咽干、口燥、精神不爽、夜卧不安、肩背拘急、胸膈痞闷、腹胀、胁满、腰腿重痛、大便秘涩、小便赤涩，宜服之。

川芎　肉桂　木香　大黄酒浸，各半两（原“酒浸”

二字在“各半两”后） 羌活一两 郁李仁一两，去皮 槟榔半两

上七味为末（“七味为末”四字原夺，据《卫生宝鉴》卷十七补），炼蜜丸梧子大，每服十五丸至二十丸（“服”字原夺，两“丸”原误作“元”，“至”原误作“五”，据《卫生宝鉴》卷十七补改），温水下，食后临卧服（“服”字原夺，据文义补）。山岚瘴地（“山”字原夺，据《卫生宝鉴》卷十七补），最宜服之。更量脏腑虚实加减（“更量脏腑虚实加减”句原夺，据元本补）。

犀角丸

治三焦邪热，一切风气，又治风盛痰实（“又”原作“及”，从《卫生宝鉴》卷十七改），头目昏重、肢体拘急、痰涎壅塞、肠胃燥结、大小便难。

黄连 犀角各一两 人参二两 大黄八两 黑牵牛二十两（“二十”《卫生宝鉴》卷十七作“十二”）

上与黑牵牛和合为细末（“为”原作“入”，据文义改），炼蜜丸如梧子大，每服十五丸至二十丸，卧时温水下，更量虚实加减。

寒水凡十一方

大己寒丸

治大寒积冷，脏腑虚寒（“寒”原作“实”，从《卫生宝鉴》卷六改，元本作“弱”），心腹疼痛（“疼”元本作“疠”）、胸胁胀满、泄泻、肠鸣、下利、自汗、米谷不化；阳气暴衰，阴气独盛，手足厥冷；伤寒阴胜，神昏、脉短、四肢怠惰，并宜服之。

干姜　良姜各六两　桂（“桂”《卫生宝鉴》卷六作“肉桂”）　荜茇各四两

上为末（“为末”二字原夺，据《卫生宝鉴》卷六补），水糊丸梧子大，每二十丸，米饮汤下，食前服。

四逆汤

治阴证伤寒，自利、不渴、呕哕不止；或吐利俱作（“或”字原夺，据《卫生宝鉴》卷六补）、小便涩；或利、脉微欲绝、腹痛胀满、手足厥冷；或病内寒外热（“病”原作“痿”，据文义改），下利清谷、四肢沉重；或汗出不止，并宜服之。此药助阳救衰（“此药助阳救衰”句原夺，据元本补）。

甘草炙，六钱（“炙”字原夺，据《卫生宝鉴》卷六补）　干姜半两　熟附子一枚，去皮上㕮咀，每服四钱，水一盏半，煎至七分，温服，不拘时（元本“时”下有“候”字）。

附子理中丸

治脾胃冷弱，心腹绞痛、呕吐、泻利、转筋、霍乱、体冷、微汗、手足厥冷、心下逆满、腹中雷鸣、呕吐不止、饮食不进；及一切沉寒痼冷，并宜服之。

人参　白术　干姜炮　甘草　附子炮，去皮脐，各二两（原“炮去皮脐”在“各二两”后）

上五味为末（“五味为末”四字原夺，据《卫生宝鉴》卷六补），炼蜜丸，每两作十丸（“每两作十丸”五字原夺，据《卫生宝鉴》卷六补），每服一丸（“服”字原夺，据《卫生宝鉴》卷六补），水一盏，拍破，煎至七分，稍热，空心食前服之。

胡椒理中丸

治脾胃虚寒（“脾”《卫生宝鉴》卷六作“肺”），气不通宣，咳嗽、喘急，逆气虚痞，胸膈噎闷、腹胀满痛、迫塞短气、不能饮食、呕吐痰水不止。

胡椒　荜茇　干姜炮　款冬花　甘草　陈皮　良姜　细辛去苗，各四两　白术五两上为细末，炼蜜丸梧子大，每服五丸至七丸，温酒下（元本“酒”下有“汤”字），不拘时，日进三服。

理中丸

治中焦不和，脾胃宿冷，心下虚痞，腹疼痛、胸胁逆冷（元本“冷”下有“痰”字）、饮食不下、噫气吞酸、口苦、失味、怠惰嗜卧、不思饮食，及肠鸣自利、米谷不化。

白术　干姜炮　人参去芦　甘草炙，各等分

上为末（“为末”二字原夺，据《卫生宝鉴》卷五补），炼蜜丸梧子大，每服三十丸至五十丸，空心沸汤下。为粗末（元本“粗末”下有“煎服”二字），理中汤也，味数相同。

铁刷汤

治积寒痰饮，呕吐不止、胸膈不快、饮食不下，并宜服之。

半夏　草豆蔻　丁香　干姜炮　诃子皮各三钱（“诃”原误作“呵”，从《卫生宝鉴》卷六改）　生姜一两

上㕮咀，水五盏，煎至二盏半，去渣，分三服，相继不拘时。大吐不止，加附子三钱，生姜半两。

桂附丸

治风邪冷气，入乘心络，或脏腑暴感风寒，上乘于心，令人卒然心痛，或引背膂，甚则经久不差。

川乌头三两，炮去皮脐　附子三两　干姜二两，炮　赤石脂二两　桂二两　蜀椒去目微炒（“蜀椒”分量原缺）

上六味为末（“六味为末”四字原夺，据《卫生宝鉴》卷六补），蜜丸如梧子大，每服三十丸（“服”字原夺，据《卫生宝鉴》卷六补），温水下，觉至痛处即止；若不止，加至五十丸，以知为度。若早服无所觉（“服”上原衍“朝”字，从《卫生宝鉴》卷六删），至午后，再服二十丸（“服”字原夺，据《卫生宝鉴》卷六补）。若久心痛，每服三十丸至五十丸，尽一剂，终身不发。

姜附汤

治五脏中寒，或卒然晕闷，手足厥冷。

干姜　附子炮去皮脐　甘草炙，各半两

上㕮咀，每服四钱，水盏半，姜五片（“姜”元本作“生姜”），煎至七分，去渣，食前服（“服”元本作“温服”）。挟风不仁，加防风半两；兼湿肿满，加白术半两；筋脉挛急，加木瓜半两；肢节疼，加桂心半两。

加减白通汤

治形寒饮冷，大便自利、完谷不化、腹脐冷痛、足胫寒逆。《内经》云（“内经”原作“处方”，从前后文例改）：寒淫于内，治以辛热；湿淫于内，治以苦热（“治”元本作“平”），以苦发之。以附子大辛热，助阳退阴，温经散寒，故以为君；干姜、官桂，辛甘大热，亦除寒湿，白术、半夏苦辛，温胃燥脾湿，故为臣；草豆蔻、炙甘草、人参，甘辛大温，温中益气，生姜辛大温，能除湿之邪，葱白辛温，以通上焦阳气，故以为佐。又云：补下治下制以急，急则气味厚，故大作汤剂投之，不数服而止痛减（“止”字疑衍），足胫渐温，调饮食数次平复（“次”“复”二字原均作“服”，于义不顺，故改）。

附子一两，去皮脐（一“两”下，元本有“炮”字） 干姜一两，炮 官桂五钱 白术五钱 草豆蔻煨 甘草 人参 半夏炮，各五钱

上㕮咀，每两，水二盏半，生姜五片，葱五茎（“葱”元本作“葱白”），煎至一盏二分，去滓，空心服。

二姜丸

治痼冷。

良姜　干姜炮，各三两（“炮，各三两”四字原夺，据元本补）

上二味等分（“二味等分”四字原夺，据《卫生宝鉴》卷十三补），为末，酒糊丸梧子大，每服三十丸，空心下。

术附汤

治沉寒痼冷。

黑附子炮，一两（“炮，一两”三字原夺，据元本补）　白术一两半　甘草炙，七钱半

上为细末，每服三五钱，水盏半，姜五片，枣二枚，拍破，煎至一盏，去滓，食后温服。

卷之下

用药备旨（原无此题，以其全卷小题散漫，故增题以领之。）

气味厚薄寒热阴阳升降之图

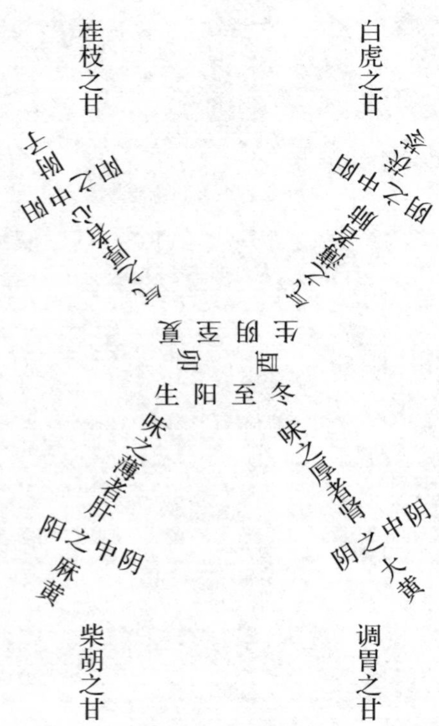

图注：

“肺”字原作“肝”，从《汤液本草》《本草发挥》改。

“肝”字原作“肺”，从《汤液本草》《本草发挥》改。

“者”字共4个，元本均无。

“白虎”元本作“白虎汤”。

“阳中之阴”的“阴”原误作“阳”，据元本改。

注云（“注云”二字原作“经曰”，据元本改）：味为阴，味厚为纯阴，味薄为阴中之阳；气为阳，气厚为纯阳，气薄为阳中之阴。又曰：味厚则泄，味薄则通（“则”原误作“再”，从《本草发挥》改）；气厚则发热，气薄则发泄。又曰：辛甘发散为阳，酸苦涌泄为阴；咸味通泄为阴，淡味渗泄为阳。

（全段文字，实为图之注解，原用对联式分小段排列，反而眉目不清，今连贯之。）

升降者，天地之气交也（“升降者，天地之气交”八字，原作标题，与上文截然分开，不相连属，《汤液本草》《本草发挥》同。今补一“也”字，改作另起一段之首句，与前上文衔接，则于全图之解说，起讫完整也）。茯苓淡，为天之阳（“为”下，元本有“在”字），阳也，阳当上行，何谓利水而泄下？经云：气之薄者，阳中之阴，所以茯苓利水而泄下，亦不离乎阳之体，故入手太阳也。麻黄苦，为地之阴，阴也，阴当下行，何谓发汗而升上？经曰：味之薄者，阴中之阳（“阴”原误作“阳”，“阳”原误作“阴”，据《本草发挥》改），所以麻黄发汗而升上（“以”原误作“谓”，从《本草发挥》改），亦不离乎阴之体，故入手太阴也。附子，气之厚者，乃阳中之阳，故经云发热；大黄，味之厚者，乃阴中之阴，故经云泄下（“云”字原夺，据《本草发挥》补）。竹淡（“竹”《汤液本草》《本草发挥》均作“粥”），为阳中之阴，所以利小便也；茶苦，为阴中之阳，所以清头目也。清阳发腠理，清之清者也；清阳实四肢，清之浊者也（“者”原误作“之”，从《本草发挥》改）；浊阴归六腑，浊之浊者也；浊阴走五脏，浊之清者也。

药性要旨

苦药平升，微寒平亦升，甘辛药平降（“降”原误作“肺”，从《本草发挥》改），甘寒泻火，苦寒泻湿热，甘苦寒泻血热。

用药升降浮沉补泻法

肝胆：味辛补，酸泻；气温补，凉泻。注云：肝胆之经，前后寒热不同（“不同”二字原夺，据《本草发挥》补），逆顺互换（“互”原夺，据《本草发挥》补），入求责法（“责”原作“真”，从《本草发挥》改）。

心小肠：味咸补，甘泻；气热补，寒泻。注云（“注云”二字原夺，据文义补）：三焦命门补泻同。

脾胃：味甘补，苦泻；气温热补，寒凉泻。注云：温凉寒热（“温凉寒热”四字原夺，据《本草发挥》补），各从其宜；逆顺互换，入求责法（“责”原作“真”，从《本草发挥》改）。

肺大肠：味酸补，辛泻；气凉补，温泻。

肾膀胱：味苦补，咸泻；气寒补，热泻。

注云（“注云”二字原夺，据文义补）：五脏更相平也，一脏不平，所胜平之，此之谓也。故云：安谷则昌，绝谷则亡，水去则营散，谷消则卫亡，营散卫亡（“营散卫亡”四字原夺，据《本草发挥》补），神无所居。又仲景云：水入于经，其血乃成；谷入于胃，脉道乃行（“乃”元本作“大”）。故血不可不养，卫不可不温，血温卫和，营卫乃行，常有天命。

脏气法时补泻法（原题作“五脏补泻法”，与上卷题复，从《本草发挥》改。）

肝苦急，急食甘以缓之，甘草。

心苦缓，急食酸以收之，五味子。

脾苦湿，急食苦以燥之，白术。

肺苦气上逆，急食苦以泄之，黄芩。

肾苦燥，急食辛以润之，黄柏、知母。注云：开腠理，致津液，通气血也。

肝欲散，急食辛以散之，川芎；以辛补之，细辛；以酸泻之，白芍药。

心欲软，急食咸以软之，芒硝；以咸补之（“咸”原误作“酸”，据元本改），泽泻；以甘泻之（“泻”原误作“缓”，据元本改），黄芪、甘草、人参。

脾欲缓，急食甘以缓之，甘草；以甘补之，人参；以苦泻之，黄连。

肺欲收，急食酸以收之，白芍药；以酸补之，五味子；以辛泻之，桑白皮。

肾欲坚，急食苦以坚之，知母；以苦补之，黄柏；以咸泻之（“咸”原误作“酸”，从《本草发挥》改），泽泻。

注云：此五者，有酸、辛、甘、苦、咸，各有所利，或散、或收、或缓、或软、或坚，四时五脏病，随五味所宜也（“所”原作“相”，从《本草发挥》改）。

治法纲要

气交变论云（“论云”原作一“乱”字，从《本草发挥》改）：五运太过不及。夫五运之政，犹权衡也，高者抑之，下者举之，化者应之，变者复之，此长、化、收、藏之运（“运”《本草发挥》作“理”），气之常也，失常则天地四塞矣。

注云：失常之理，则天地四时之气，无所运行；故动必有静，胜必有复，乃天地阴阳之道也。以热治热法。经曰：病气热甚，而与寒药交争，则寒药难下（“则”原作“而”，据文义改），故反热服。顺其病势，热势既休，寒性乃发，病热除愈，则如承气汤寒药（“如”字原夺，据《本草发挥》补），反热服之者是也（“服之”二字原夺，据《本草发挥》补）。病寒亦同法也。凡治病，必求其所在（“其”字原夺，据《本草发挥》补），病在上者治上，在下者治下，故中外脏腑经络皆然。病气热，则除其热；病气寒，则退其寒；六气同法。泻实补虚，除邪养正，平则守常，医之道也。

大法曰：前人方法，即当时对证之药也。后人用之，当体指下脉气，从而加减，否则不效。余非鄙乎前人而自用也，盖五行相制相兼，生化制承之体（“承”原作“成”，从《本草发挥》改），一时之间，变乱无常，验脉处方（“处”原作“耴”，从《本草发挥》改，元本作“取方”二字），亦前人之法也（“法”原作“例”，从《本草发挥》改）。厥后通乎理者，当以余言为然（“当”字原夺，“然”原作“鉴”，从《本草发挥》补改）。

用药用方辨

如仲景治表虚制桂枝汤方，桂枝味辛热，发散、助阳、体轻，本乎天者亲上，故桂枝为君，芍药、甘草佐之（“佐之”上原衍“为”字，从《本草发挥》删）。如阳脉涩（“如”字原夺，据《本草发挥》补），阴脉弦，法当腹中急痛，制小建中汤方（“汤”原误作“阳”，据《本草发挥》改），芍药为君，桂枝、甘草佐之。一则治其表虚，一则治其里虚，是各言其主用也。后人之用古方者，触类而长之，则知其本，而不致差误矣。

去脏腑之火（“脏腑”原作“腑脏”，从《本草发挥》乙转）

黄连泻心火；黄芩泻肺火；白芍药泻肝火；知

母泻肾火；木通泻小肠火；黄芩泻大肠火；石膏泻胃火；柴胡泻三焦火，须用黄芩佐之（“须用”二字原夺，据下文补）；柴胡泻肝火，须用黄连佐之，胆经亦然；黄柏泻膀胱火，又曰龙火，膀胱乃水之腑（“乃”字原夺，据《本草发挥》补；“腑”下原衍“也”字，与下句复，故删；“乃水之腑”《本草发挥》作“乃水腑之火”），故曰龙火也（“故曰龙火”原作“火故”二字，从《本草发挥》改）。

以上诸药，各泻各经之火，不惟止能如此，更有治病，合为君臣，处详其宜而用之，不可执而言也。

各经引用

太阳经，羌活；在下者黄柏，小肠、膀胱也。少阳经，柴胡；在下者青皮，胆、三焦也。阳明经，升麻、白芷；在下者石膏，胃、大肠也。太阴经，白芍药，脾、肺也。少阴经，知母，心、肾也。厥阴经，青皮；在下者柴胡，肝、包络也。以上十二经之的药也。

五味所用

苦以泻之（“泻”原作“泄”，从《本草发挥》改），甘以缓之及发之（“及”字原夺，据《本草发挥》补；“发”

元本作“缓”)，详其所宜用之(“宜”“之”二字原夺，据《本草发挥》补)，酸以收之，辛以散之，咸以软之，淡以渗之(“渗之”元本作“渗泄之”)。

用药各定分两

为君最多，臣次之，佐使又次之(“使”字原夺，“次”原误作“佐”，“之”下原衍“次”字，据《本草发挥》补改删)。药之于证(“于证”二字原夺，据《本草发挥》补)，所主停者，则各等分也(“则”字原夺，“也”原作“两”，从《本草发挥》补改)。

药性生熟用法(“用”字原夺，据《本草发挥》补)

黄连、黄芩、知母、黄柏，治病在头面及手梢皮肤者(“治”字原夺，据《本草发挥》补)，须酒炒之，借酒力上升也。咽之下脐之上者(“者”字原夺，据《本草发挥》补)，须酒洗之(“须”字原夺，据上句文例补；“洗”《本草发挥》作“浸”)；在下者，生用；凡熟升生降也(“升”原作“降”，“降”原作“升”，二字原倒，据《本草发挥》改)。大黄须煨，恐寒伤胃气；至于乌头、附子，须炮去其毒也(“须”“其”二字原夺，据《本草发挥》补)。用上焦药(“上焦”二字原夺，据《本草发挥》补)，须酒洗曝干（“须”字原夺，据《本草发挥》补）。黄柏、知母等（“知母”二字原夺，据《本草发挥》补），寒药也（“寒药”《本草发挥》作“治下部之药”），久弱之人，须合之者（“之者”原作“用之”，从《本草发挥》改），酒浸曝干，恐寒伤胃气也；熟地黄酒洗，亦然。当归酒浸，助发散之用也。

药用根梢法

凡根之在上者（“之”字原夺，据《本草发挥》补），中半以上，气脉上行，以生苗者为根。中半以下，气脉下行，入土者为梢。当知病在中焦用身，上焦用根，下焦用梢。经曰：根升梢降。

五脏六腑相生相克为夫妻子母

肺为金（“为”字原夺，据《本草发挥》补），肝为木（“为”字原夺，据《本草发挥》补），肾为水（“为”字原夺，据《本草发挥》补），心为火（“为”字原夺，据《本草发挥》补），脾为土（“为”字原夺，据《本草发挥》补）。生我者为父母，我生者为子孙；克我者为鬼贼，我克者为妻财。相生（“相生”原作标题，从《本草发挥》改作正文）：木生火，火生土，土生金，金生水，水生木。相克（“相克”原作标题，从《本草发挥》改作正文）：木克土，土克水，水克火，火克金，金克木（“土克水，水克火，火克金，金克木”十二字，原作“云云”二字，文义不相贯，不能省略，从《本草发挥》改）。假令木生火，木乃火之父母，火乃木之子孙；木克土，木乃土之夫，土乃木之妻。余皆仿此。

七　神

心藏神，肺藏魄，肝藏魂，脾藏意与智，肾藏精与志。

制方法

夫药有寒、热、温、凉之性，有酸、苦、辛、咸、甘、淡之味，各有所能，不可不通也（“也”原作“矣”，据文义改）。夫药之气味不必同，同气之物，其味皆咸（“其”字原夺，据《本草发挥》补），其气皆寒之类是也。凡同气之物，必有诸味，同味之物，必有诸气，互相气味，各有厚薄，性用不等，制方者，必须明其用矣。经曰：味为阴，味厚为纯阴，味薄为阴中之阳；气为阳，气厚为纯阳，气薄为阳中之阴（“为”

原作“于”，据《本草发挥》改）。然，味厚则泄，薄则通；气厚则发热，气薄则发泄。又曰：辛甘发散为阳，酸苦涌泄为阴，咸味涌泄为阴，淡味渗泄为阳。凡此之味，各有所能。然，辛能散结润燥，苦能燥湿坚软，咸能软坚，酸能收缓，甘能缓急，淡能利窍。故经曰：肝苦急，急食甘以缓之；心苦缓，急食酸以收之；脾苦湿，急食苦以燥之；肺苦气上逆，急食苦以泄之；肾苦燥，急食辛以润之，开腠理（“开腠理”三字，原作“辛所以”，据《素问·藏气法时论》改），致津液，通气也（“气”下原衍“血”字，从《素问·藏气法时论》删）。肝欲散，急食辛以散之，以辛补之，以酸泻之；心欲软，急食咸以软之，以咸补之，以甘泻之；脾欲缓，急食甘以缓之，以甘补之，以苦泻之；肺欲收，急食酸以收之，以酸补之，以辛泻之；肾欲坚，急食苦以坚之，以苦补之（“苦”字原夺，据《本草发挥》补），以咸泻之。凡此者，是明其气味之用也（“气”字原夺，据《本草发挥》补）。若用其味，必明其味之可否；若用其气，必明其气之所宜。识其病之标本脏腑，寒热虚实，微甚缓急，而用其药之气味，随其证而制其方也，是故方有君臣佐使（“有”原作“用”，从《本草发挥》改），轻重缓急，大小反正逆从之制也。

主病者为君，佐君者为臣，应臣者为使，此随病之所宜，而又赞成方而用之。君一臣二，奇之制也；君二臣四，耦之制也（“也”下《本草发挥》尚有“君二臣三，奇之制也；君四臣六，耦之制也”十六字）。去咽喉之病（“之病”二字原夺，据《本草发挥》补），近者奇之；治肝肾之病（“治肝肾之病”五字原夺，据《本草发挥》补），远者耦之。汗者不可以奇（“可以”二字原夺，据《本草发挥》补），下者不可以耦（“可以”二字原夺，据《本草发挥》补）。补上治上制以缓，缓则气味薄；补下治下制以急，急则气味厚。薄者则少服而频服（“者”字原夺，据《本草发挥》补），厚者则多服而顿服（“则”字原夺，“顿”原误作“频”，从《本草发挥》补改）。又当明五气之郁，木郁达之，谓吐令调达也；火郁发之，谓汗令其疏散也；土郁夺之，谓下无壅滞也；金郁泄之，谓解表利小便也；水郁折之，谓制其冲逆也（“制”原作“折”，“冲”字原夺，据《本草发挥》改补）。凡此五者，乃治病之大要也（“大”“也”二字原夺，据《本草发挥》补）。

㕮咀药味

古之用药治病，择净口嚼，水煮服之，谓之㕮咀。后人则用刀桶内细锉（“细”字原夺，据《本草发挥》补），以竹筛齐之。

药类法象（原无此题，据《汤液本草》补。）

药有气味厚薄、升降浮沉、补泻主治之法，各各不同，今详录之，及拣择制度修合之法，俱列于后。（此段三十七字，原误植于“㕮咀药味”的“以竹筛齐之”句后，据文义移此。）

风升生凡二十味

味之薄者，阴中之阳，味薄则通，酸、苦、咸、平是也。

防　风

气温，味辛。疗风通用，泻肺实，散头目中滞气（“中”字原夺，据《汤液本草》补），除上焦风邪之仙药也。误服泻人上焦元气。

《主治秘要》云：味甘纯阳，太阳经本药也，身去上风，梢去下风。又云：气味俱薄，浮而升，阳也；其用，主治诸风，及去湿也；去芦（“芦”下，元本有“又服锉碎用”五字）。

羌活

气微温，味甘苦。治肢节疼痛，手足太阳经风药也（“经”字原夺，据《汤液本草》补）。加川芎治足太阳（“足”字原夺，据《汤液本草》补）、少阴头痛，透关利节。

《主治秘要》云：性温味辛，气味俱薄，浮而升，阳也；其用有五，手足太阳引经一也，风湿相兼二也，去肢节疼痛三也，除痈疽败血四也，风湿头痛五也；去黑皮并腐烂者（“者”字原夺，据《汤液本草》补），锉用。

升麻

气平，味微苦。足阳明胃、足太阴脾引经药，若补其脾胃，非此为引用不能补。若得葱白、香芷之类（“香芷”《汤液本草》《本草发挥》俱作“白芷”），亦能走手阳明、太阳，能解肌肉间热。此手足阳明经伤风之的药也（“经伤”二字原夺，据《汤液本草》补）。

《主治秘要》云：性温味辛，气味俱薄，浮而升，阳也；其用有四，手足阳明引经一也，升阳于至阴之下二也，阳明经分头痛三也（“经”字原夺，据《本草发挥》补），去风邪在皮肤及至高之上四也（“风邪在皮肤”原作“皮肤风邪”四字，从《本草发挥》改）。又云：甘苦，阳中之阴，脾痹非升麻不能除；刮去黑皮腐烂者用（“者用”二字原夺，据《汤液本草》补），里白者佳。

柴　胡

气味平，微苦。除虚劳烦热，解散肌热，去早辰潮热（“辰”元本作“晨”）。此少阳、厥阴引经药也（此句《本草发挥》作“此手足少阳、厥阴四经行经药也”）。妇人产前产后必用之药也（“也”字《汤液本草》无，疑衍）。善除本经头痛，非他药所能止（“他”原作“此”，“所”原作“不”，从《本草发挥改》《本草发挥》改）。治心下痞，胸膈中痛。

《主治秘要》云：味微苦，性平微寒，气味俱轻，阳也，升也，少阳经分药，能引胃气上升（“能”字原夺，据《本草发挥》补），以发散表热。又云：苦为纯阳，去寒热往来，胆痹非柴胡梢不能除；去芦用。

葛　根

气平，味甘。除脾胃虚热而渴，又能解酒之毒。通行足阳明之经（“行”原作“引”，从《汤液本草》改）。

《主治秘要》云：味甘性寒，气味俱薄，体轻上行，浮而微降，阳中阴也。其用有四，止渴一也，解酒二也，发散表邪三也，发散小儿疮疹难出四也（“气味俱薄”至“四也”凡四十四字原夺，据《本草发挥》补）；益阳生津液，不可多用，恐损胃气；去皮用（“去皮用”上原衍“又止渴升阳也”六字，据文义删）。

威灵仙

气温，味苦甘（“气温味苦甘”原作“气味温”三字，从《汤液本草》改）。主诸风湿冷，宣通五脏，去腹内瘕滞（“去”字原夺，据《汤液本草》《本草发挥》补），腰膝冷痛，及治伤损。

《主治秘要》云：味甘，纯阳，去太阳之风（“太阳”元本作“大肠”）；铁脚者佳，去芦用（“用”下原衍“茸”字，据文义删）。

细　辛

气温，味大辛。治少阴经头痛如神（“经”字原夺，据《本草发挥》补），当少用之（“少”原误作“以”，从《汤液本草》改），独活为之使。

《主治秘要》云：味辛性温，气厚于味，阳也；止诸阳头痛，诸风通用之；辛热，温少阴之经（“少”“之”二字原夺，据《本草发挥》补），散水寒，治内寒。又云：味辛，纯阳，止头痛（“止”字原夺，据文义补）；去芦并叶，华山者佳（“华山”《汤液本草》作“华州”）。

独　活

气微温，味甘苦平。足少阴肾引经药也。若与细辛同用，治少阴经头痛（“经”字原夺，据《汤液本草》补）。一名独摇草，得风不摇，无风自动。

《主治秘要》云：味辛而苦，气温，性味薄而升，治风须用（“须”字原夺，据《汤液本草》补），及能燥湿，经云风能胜湿。又云：苦头眩目运，非此不能除；去皮净用。

香白芷

气温，味大辛。治手阳明头痛，中风寒热（“风”字原夺，据《汤液本草》补），解利药也。以四味升麻汤中加之，通行手足阳明经。

《主治秘要》云：味辛性温，气味俱轻，阳也，阳明经引经之药，治头痛在额（“在额”二字原夺，据《本草发挥》补），及疗风通用，去肺经风。又云：苦辛，阳明本药。

鼠粘子

气平，味辛。主风毒肿，消利咽膈（“消”字《汤液本草》无，疑衍），吞一枚，可出痈疽疮头（“痈疽疮”原作“疮疽”，据《汤液本草》改）。

《主治秘要》云：辛温，润肺散气，捣细用之。

桔　梗

气微温，味辛苦。治肺，利咽痛，利肺中气。

《主治秘要》云：味凉而苦，性微温，味厚气轻，阳中阴也，肺经之药也；利咽嗌、胸膈，治气；以其色白，故属于肺，此用色之法也；乃散寒呕，若咽中痛，非此不能除。又云：辛苦，阳中之阳，谓之舟楫，诸药中有此一味，不能下沉，治鼻塞；去芦，米泔浸一宿用。

（桔梗条共百十一字，原夺，据元本补。）

藁　本

气温，味大辛。此太阳经风药，治寒气郁结于本经。治头痛、脑痛（“脑”原误作“胸”，据《本草发挥》改）、齿痛（元本“齿痛”上有“大寒犯脑痛”五字，“齿”下有“亦”字）。

《主治秘要》云：味苦，性微温（“温”字原夺，据

《本草发挥》补），气厚味薄而升（“而升”二字原夺，据《本草发挥》补），阳也（“阳也”下原衍“降也”二字，《汤液本草》《本草发挥》俱无，从删），太阳头痛必用之药。又云：辛苦纯阳，足太阳本经药也（“足太阳”三字原夺，据《本草发挥》补），顶巅痛，非此不能除。

川　芎

气味辛温。补血，治血虚头痛之圣药也。妊妇胎动（“动”原作“痛”，从《本草发挥》改，《汤液本草》作“不动”），加当归（“加”原误作“如”，从《汤液本草》改），二味各二钱，水二盏，煎至一盏，服之神效。

《主治秘要》云：性温，味辛苦，气厚味薄，浮而升，阳也。其用有四，少阳引经一也，诸头痛二也，助清阳之气三也（“之气”二字原夺，据《本草发挥》补），去湿气在头四也（“去”字原夺，据《本草发挥》补）。又云：味辛纯阳（“辛”字原夺，据《本草发挥》补），少阳经本药，捣细用。

蔓荆子

气清，味辛温。治太阳头痛、头沉、昏闷，除目暗（“目”原作“昏”，从《汤液本草》改），散风邪之药也。胃虚人不可服，恐生痰疾（“疾”字原夺，据《汤液本草》补)。

《主治秘要》云：苦甘，阳中之阴(“阴”原作“阳”，从《本草发挥》改)，凉诸经之血热，止头痛(“止”原作“主”，从《汤液本草》改)，主目睛内痛(“主目睛内痛”原作“除头昏暗”四字，从《汤液本草》改)，洗净用。

秦艽

气微寒，味苦。主寒热邪气，风湿痹(“风湿痹”原作“寒热风痹”四字，从《汤液本草》改)，下水，利小便，疗骨蒸，治口噤，及肠风泻血。

《主治秘要》云：性平味咸，养血营筋，中风手足不遂者用之。又云：阴中微阳(“中”字原夺，据《汤液本草》补)，去手足阳明经下牙痛(“足”字，《汤液本草》《本草发挥》俱无，疑衍；“经”字原夺，据《汤液本草》补)、口疮毒(“口”字原夺，据《汤液本草》补)，及除本经风湿(“及除”原作“以去”，从《汤液本草》改)；去芦净用(“去芦”二字原夺，据《汤液本草》补；元本“净”上有“拣”字)。

天麻

气平，味苦。治头风，主诸风湿痹(“主”字原夺，据《汤液本草》补），四肢拘急，小儿惊痫；除风气（“除”字原夺，据文义补），利腰膝，强筋力（“强”下原衍“利”字，从《汤液本草》删）。

《主治秘要》云：其苗谓之定风草。

麻　黄

气温，味苦。发太阳、太阴经汗。

《主治秘要》云：性温，味甘辛，气味俱薄，体轻清而浮升，阳也（“阳”字原夺，据《本草发挥》补）。其用有四，去寒邪一也（“寒”原作“湿”，从《本草发挥》改），肺经本药二也（“本药”二字原夺，据《本草发挥》补），发散风寒三也，去皮肤之寒湿及风四也。又云：味苦（“味”字原夺，据文义补），纯阳，去营中寒；去根，不锉细，微捣碎，煮二三沸，去上沫，不然，令人烦心。

荆　芥

气温，味辛苦。辟邪毒，利血脉，宣通五脏不足气（“气”字原夺，据《汤液本草》补）。

《主治秘要》云（“要”原作“诀”，据文义改）：能发汗（“能”上原衍“气”字，从《本草发挥》删）、通关节、除劳渴（“渴”字原夺，据《汤液本草》补；“劳渴”元本只作一“渴”字）；冷捣和醋封毒肿，去枝茎以手搓碎用。

薄　荷

气温，味辛苦。能发汗，通关节，解劳乏。与薤相宜（“宜”原作“同”，从《汤液本草》改），新病瘥人不可多食（“瘥”字原夺，据《汤液本草》补），令人虚，汗出不止（“出”字原夺，据《汤液本草》补）。

《主治秘要》云：性凉味辛（“味”字原夺，据《本草发挥》补），气味俱薄，浮而升，阳也；去高颠及皮肤风热；去枝茎（“去枝茎”元本作“去枝茎黄叶”），手搓碎用。

前　胡

气微寒，味苦。主痰满胸胁中痞，心腹结气（“结”原误作“痎”，从《汤液本草》改），治伤寒寒热（“寒”字原夺，“热”下原衍“实”字，从《汤液本草》补删），推陈致新，明目益精。锉用。

热浮长凡二十味

气之厚者，阳中之阳（“阳中之阳”元本作“阳中之阴”），气厚则发热，辛甘温热是也。

黑附子

气热，味大辛。其性走而不守，亦能除肾中寒甚。以白术为佐（“以”字原夺，据《本草发挥》补），谓之术附汤，除寒湿之圣药也（“圣”“也”二字原夺，据《汤液本草》补），治湿药中宜少加之（“治湿”原作一“温”字，“中宜”原作一“之”字，从《汤液本草》改）。通行诸经，引用药也。及治经闭。

《主治秘要》云：辛，纯阳，治脾中大寒。又云：性大热，味辛甘，气厚味薄（“气厚味薄”原作“气味薄”三字，从《本草发挥》改），轻重得宜，可升可降，阳也。其用有三，去脏腑沉寒一也，补助阳气不足二也，温暖脾胃三也（“暖”原作“热”，从《本草发挥》改）；然不可多用，慢火炮制用。

干　姜

气热，味大辛。治沉寒痼冷，肾中无阳，脉气欲绝，黑附子为引，用水同煎二物，姜附汤是也。亦治中焦有寒（“亦”字原夺，据《汤液本草》补）。

《主治秘要》云：性热味辛，气味俱厚，半沉半浮，可升可降，阳中阴也。其用有四，通心气助阳一也，去脏腑沉寒二也，发散诸经之寒气三也（“散”字原夺，据《本草发挥》补），治感寒腹疼四也（“治”字原夺，据《本草发挥》补）。又云：辛温纯阳，《内经》云寒淫所胜以辛散之，此之谓也；水洗，慢火炙制，锉用。

干生姜

气味温辛。主伤寒头痛，鼻塞上气，止呕吐。治咳嗽，生与干同治。与半夏等分（“与”字原夺，据《本草发挥》补），治心下急痛。锉用。

川乌头

气热，味大辛。疗风痹半身不遂，引经药也。

《主治秘要》云：性热味辛甘，气厚味薄，浮而升，阳也。其用有六，除寒疾一也（“疾”字原夺，据《本草发挥》补），去心下坚痞二也，温养脏腑三也，治诸风四也（“诸”原误作“主”，从《本草发挥》改），破积聚滞气五也（“聚”字原夺，据《本草发挥》补），治感寒腹痛六也（“治”字原夺，据《本草发挥》补）；先以慢火炮制去皮（“制”元本作“裂”），碎用。

良　姜

气热，味辛。主胃中逆冷（“胃中逆”原作一“胸”字，从《汤液本草》改），霍乱腹痛，翻胃吐食，转筋、泻利（“泻”原作“止”字，从《汤液本草》改），下气消食。

《主治秘要》云：纯阳，健脾胃，碎用。

肉 桂

气热，味大辛。补下焦火热不足（“火热”二字原夺，据《汤液本草》补），治沉寒痼冷之病，及表虚自汗。春夏二时为禁药也。

《主治秘要》云：若纯阳（“若”字疑衍，元本作“苦”），渗泄止渴（“止”上原衍“上”，从《本草发挥》删）。又云：甘辛，阳，大热，去营卫中之风寒；去皮，捣细用。

桂 枝

气热，味辛甘。仲景治伤寒证，发汗用桂枝者，乃桂条（“乃”字原夺，“条”原作“枝”，从《本草发挥》补改），非身干也，取其轻薄而能发散（“散”字原夺，据《本草发挥》补）。今又有一种柳桂（“柳桂”二字原夺，据《本草发挥》补），乃桂枝嫩小枝条也（“乃”原作“及”，从《本草发挥》改），尤宜入治上焦药用也。

《主治秘要》云：性温，味辛甘（“甘”原作“苦”，从《汤液本草》改），气味俱薄，体轻而上行，浮而升，阳也。其用有四，治伤风头痛一也（“治”字原夺，据《本草发挥》补），开腠理二也，解表三也，去皮肤风湿四也（“风湿”二字原夺，据《本草发挥》补）。

草豆蔻

气热，味大辛。治风寒客邪在于胃口之上，善去脾胃寒（“去”原作“主”，从《汤液本草》改），治客寒令人心胃痛。

《主治秘要》云：纯阳（“纯”原作“辛”，从《本草发挥》改），益脾胃去寒；面裹煨熟（“裹”原作“制”，从《本草发挥》改），去面皮，捣细用。

丁　香

气味辛温。温脾胃，止霍乱，消痃癖、气胀，及胃肠内冷痛（“及胃肠”元本作“反胃，腹”），壮阳，暖腰膝，杀酒毒（“杀”原作“散”，从《汤液本草》改）。

《主治秘要》云：纯阳，去胃寒。

厚　朴

气温，味辛。能除腹胀，若元气虚弱（“元气”二字原夺，据《本草发挥》补），虽腹胀，宜斟酌用之，寒腹胀是也。大热药中，兼用结者散之，乃神药也。误服，脱人元气，切禁之。紫色者佳。

《主治秘要》云：性温（“温”原作“寒”，从《本草发挥》改），味苦辛，气厚味厚，体重浊而微降（“微”原作“渐”，从《本草发挥》改），阴中阳也。其用有三，平胃气一也（“气”字原夺，据《本草发挥》补），去腹胀二也，孕妇忌之三也。又云：阳中之阴，去腹胀，厚肠胃；去粗皮，姜汁制用。

益智仁

气热，味大辛。治脾胃中寒邪，和中益气，治人多唾。当于补中药内兼用之，不可多服。去皮捣用。

木　香

气热（“热”字原夺，据元本补），味辛苦。除肺中滞气。若疗中下焦气结滞，须用槟榔为使。

《主治秘要》云：性热（“热”原作“寒”，从《本草发挥》改），味辛苦（“辛”字原夺，据《本草发挥》补），气味俱厚，沉而降，阴也；其用，调气而已。又曰：辛，纯阳，以和胃气；广州者佳。

白豆蔻

气热，味大辛。荡散肺中滞气（“肺”原误作“沛”，从《汤液本草》改），主积冷气，宽膈，止吐逆、久反胃，消谷，下气，进饮食。

《主治秘要》云：性大温，味辛，气味俱薄，轻清而升，阳也。其用有五，肺金本药一也，散胸中滞气二也，治感寒腹痛三也（“治”字原夺，据文义补），温暖脾胃四也，赤眼暴发，白睛红者五也。又云：辛，纯阳，去太阳经目内大眦红筋（“经”字原夺，据《本草发挥》补；“大眦红筋”原作“红筋大眦”，据《本草发挥》乙转）；去皮捣用（“捣”原作“为”，据文义改）。

川　椒

气温，味辛（“气温，味辛”元本作“辛温”二字）。主邪气，温中，除寒痹，坚齿发，明目，利五脏。凡用须炒去汗，又去含口者。

《主治秘要》云：辛，阳，明目之剂，手搓细用。

吴茱萸

气热，味辛。治寒在咽喉，隘塞胸中（“隘”原作“噎”，从《本草发挥》改，元本作“嗌”）。经云：咽膈不通，食不可下（“可”字原夺，据《本草发挥》补），食则呕，令人口开目瞪，寒邪所结，气不得上下。此病不已，令人寒中腹满（“寒”原作“塞”，从《汤液本草》

改)、膨胀下利，寒气诸药，不可代也。

《主治秘要》云：性热味辛，气味俱厚，半沉半浮(《本草发挥》无“半沉半浮”四字)，阴中之阳也，气浮而味降。其用有四，去胸中寒一也，止心痛二也，治感寒腹痛三也(“治”字原夺，据《本草发挥》补)，消宿酒，为白豆蔻之佐四也。又云：辛，阳中之阴，温中下气；洗去苦味，晒干用。

茴　香

气平，味辛(“辛”原作“苦”，从《汤液本草》改)。破一切臭气，调中，止呕，下食。须炒黄色，捣细用。

玄胡索

气温，味辛。破血治气，妇人月事不调，小腹痛甚。温暖腰膝，破散癥瘕。捣细用。(“破血”以下二十五字，原误用下条“缩砂仁”功用，据元本改。)

缩砂仁

气温，味辛。治脾胃气结滞不散，主虚劳冷泻，心腹痛，下气消食。捣细用。

(“缩砂仁”全条三十字原夺，据元本补。)

红蓝花

气温，味辛。主产后口噤（“产”原作“疟”，从《汤液本草》改）、血晕，腹内恶血不尽，绞痛，破留血神验（“留”原作“流”，从《汤液本草》改）。酒浸，佐当归生新血。（“酒浸”以下八字，元本无）

神　曲

气暖，味甘。消食，治脾胃食不化，须用于脾胃药中少加之（“胃”字原夺，据《汤液本草》补）。

《主治秘要》云：辛，阳，益胃气，炒黄色用。

湿化成凡二十一味

中央（“中央”原误作“中方”，据文义改）戊土其本气平（“土”原作“湿”，据文义改），其兼气温凉寒热（“温”原作“湿”，据文义改），在人以胃应之；己土其本味淡（“淡”原作“咸”，据文义改），其兼味辛甘咸苦，在人以脾应之。

黄　芪

气温，味甘平。治虚劳自汗（“汗”原误作“沛”，从《汤液本草》改），补肺气，实皮毛，泻肺中火，脉弦、自汗。善治脾胃虚弱。疮疡血脉不行，内托阴证，疮疡必用之药也。

《主治秘要》云：气温味甘，气薄味厚，可升可降，阴中阳也。其用有五，补诸虚不足一也，益元气二也，去肌热三也，疮疡排脓止痛四也，壮脾胃五也。又云：甘，纯阳，益胃气，去诸经之痛；去芦并皱（“皱”元本作“皺”），锉用。

人　参

气温，味甘。治脾肺阳气不足（“肺”原作“胃”，从《汤液本草》改），及肺气喘促（“喘”原作“短”，从《本草发挥》改）、短气（“短”字原夺，据《本草发挥》补）、少气，补中缓中，泻肺脾胃中火邪。善治短气，非升麻为引用，不能补上升之气，升麻一分，人参三分，可为相得也。若补下焦元气，泻肾中之火邪，茯苓为之使。甘草梢子生用为君，善去茎中痛。或加苦楝（“楝”原误作“炼”，从《本草发挥》改），酒煮玄胡索为主，尤妙。

《主治秘要》云：性温味甘（“甘”原作“苦”，从《本草发挥》改），气味俱薄（“味”原误作“薄”，据《本草发挥》改），浮而升，阳也。其用有三，补元气一也，止渴二也，生津液三也；肺实忌之。又云：甘苦，阳中之阳也；补胃，嗽喘勿用，短气用之；去芦。

甘　草

气味甘，生大凉，火炙之则温。能补三焦元气，调和诸药相协，共为力而不争，性缓，善解诸急，故有国老之称。

《主治秘要》云：性寒味甘，气薄味厚，可升可降，阴中阳也。其用有五，和中一也，补阳气二也，调诸药三也，能解其太过四也，去寒邪五也；腹胀则忌之。又云：甘苦，阳中阴也，纯阳，养血、补胃；梢子，去肾茎之痛，胸中积热，非梢子不能除；去皮，碎用。

（“甘草”全条百三十四字原夺，据元本补。）

当　归

气温，味甘。能和血补血，尾破血，身和血。

《主治秘要》云：性温味辛，气厚味薄，可升可降，阳也。其用有三，心经药一也，和血二也，治诸病夜甚三也。又云：甘辛，阳中微阴，身和血，梢破血，治上治外，酒浸洗糖黄色，嚼之，大辛，可能溃坚，与菖蒲、海藻相反。又云：用温水洗去土，酒制过，或焙或晒干，血病须去芦头用。

（“当归”全条百一十八字原夺，据元本补。）

熟地黄

气寒，味苦。酒瞰熏如乌金，假酒力则微温。补血虚不足，虚损血衰之人须用，善黑须发。忌萝卜。

《主治秘要》云：性温味苦甘，气薄味厚，沉而降，阴也。其用有五，益肾水真阴一也，和产后气血二也，去脐腹急痛三也，养阴退阳四也，壮水之源五也。又云：苦，阴中之阳，治外治上；酒浸，锉细用。

（“熟地黄”全条百一十一字原夺，据元本补。）

半　夏

气微寒，味辛平。治寒痰，及形寒饮冷伤肺而咳，大和胃气，除胃寒，进饮食，治太阴痰厥头痛（“阴”原作“阳”，从《汤液本草》改），非此不能除。

《主治秘要》云：性温，味辛苦，气味俱薄（“味俱”二字原夺，据《本草发挥》补），沉而降，阴中阳也（“阴中”二字原夺，据《本草发挥》补）。其用有四，燥脾胃湿一也（“脾”字原夺，据《本草发挥》补），化痰二也，益脾胃之气三也，消肿散结四也；渴则忌之。又云：平，阴中之阳，除胸中痰涎；汤洗七次，干用。

白　术

气温，味甘。能除湿益燥，和中益气，利腰脐间血，除胃中热。

《主治秘要》云：性温味微苦，气味俱薄，浮而升阳也（“《主治秘要》”以下十九字原夺，据元本补）。其用有九，温中一也，去脾胃中湿二也（“湿”原作“温”，从《本草发挥》改），除脾胃热三也（“脾”字原夺，从《本草发挥》补），强脾胃进饮食四也，和脾胃（“脾”字原夺，据《本草发挥》补）生津液五也，主肌热六也，治四肢困倦（“治”字原夺，据《本草发挥》补）、目不欲开、怠惰嗜卧、不思饮食七也，止渴八也，安胎九也。

苍　术

气温，味甘（“甘”原误作“干”，从《汤液本草》改）。主治与白术同。若除上湿（“除”原误作“险”，从《汤液本草》改）、发汗，功最大。若补中焦、除湿，力少。

《主治秘要》云：其用与白术同，但比之白术，气重而体沉（“体”原误作“髓”，从《本草发挥》改）；治胫足湿肿（“治”原作“及”，从《本草发挥》改），加白术；泔浸，刮去皮用。

橘 皮

气温，味苦（“味”元本作“微”）。能益气。加青皮减半，去滞气，推陈致新。若补脾胃，不去白，若理胸中滞气（“滞”原作“肺”，从《本草发挥》改），去白。

《主治秘要》云：性寒味辛，气薄味厚，浮而升，阳也。其用有三，去胸中寒邪一也，破滞气二也，益脾胃三也；少用同白术则益脾胃（“少用同白术则益脾胃”句原夺，据《本草发挥》补），其多及独用则损人（“人”元本作“之”）。又云：苦辛，益气利肺（“益气利肺”《本草发挥》作“益肺利气”），有甘草则补肺（“肺”《本草发挥》作“脾胃”二字），无则泻肺（“肺”《本草发挥》作“脾胃”二字）。

青 皮

气温，味辛。主气滞，消食破积（“破积”下元本有“结膈气”三字）。

《主治秘要》云（“要”原作“诀”，据全书通例改）：性寒味苦，气味俱厚，沉而降，阴也。其用有五，足厥阴（“足”字原夺，据《本草发挥》补）、少阳之分有病则用之一也（“则”字原夺，据《本草发挥》补），破坚癖二也，散滞气三也，去下焦诸湿四也（“湿”原误作

"温"，从《本草发挥》改），治左胁有积气五也（"治"字原夺，"气"上原衍"有"，据《本草发挥》补删）。

藿　香

气微温，味甘辛。疗风水，去恶气，治脾胃吐逆，霍乱心痛。

《主治秘要》云（"要"原作"诀"，据全书通例改）：性温味苦，气厚味薄，浮而升，阳也；其用，助胃气。又云：甘苦，纯阳，补胃气，进饮食（"进饮食"原作"益胃进食"，从《本草发挥》改）；去枝茎用叶，以手搓用。

槟　榔

气温，味辛（"味"原误作"胃"，据文义改）。治后重如神，性如铁石之沉重，能坠诸药至于下。

《主治秘要》云：性温，气味苦，气薄味厚，沉而降，阴中阳也；其用，破滞气下行（"气"字原夺，"下"原作"不"，从《本草发挥》补改）。又云：辛，纯阳，破滞气，泄胸中至高之气。

广　茂

气温，味苦辛（"辛"原作"平"，从《汤液本草》改）。主心膈痛，饮食不消，破痃癖气最良（"痃癖"原作“癖痃”，从《汤液本草》乙转）。火炮开用。

京三棱

气平，味苦。主心膈痛，饮食不消，破气，治老癖癥瘕结块（“治”字原夺，据《汤液本草》补），妇人血脉不调，心腹刺痛。

《主治秘要》云（“要”原作“诀”，据全书通例改）：味苦（“味”原作“性”，从《本草发挥》改），阴中之阳；破积气（“积”字原夺，据《本草发挥》补），损真气，虚人不用；火炮制使（“使”原作“用”，从《本草发挥》改）。

阿　胶

气微温，味甘平。主心腹疼痛、血崩（“血”原作“内”，据文义改），补虚安胎，坚筋骨，和血脉，益气止痢。

《主治秘要》云（“要”原作“诀”，据全书通例改）：性平味淡，气味俱薄，浮而升，阳也（“阳也”二字原夺，据《本草发挥》补）；能补肺气不足（“能”“气”二字原夺，据《本草发挥》补）；慢火炮脆搓细用（“脆”原作“微”，从《本草发挥》改）。

诃 子

气温，味苦。主腹胀满，不下饮食，消痰下气，通利津液，破胸膈结气，治久痢赤白、肠风。去核，捣细用。

（“诃子”全条三十九字原夺，据元本补。）

桃 仁

气温，味甘苦，治大便血结、血秘、血燥，通润大便，七宣丸中用之。专疗血结，破血。汤浸去皮尖，研如泥用。

杏 仁

气温，味甘苦。除肺中燥，治风燥在于胸膈（“风”元本作“气”）。

《主治秘要》云（“要”原作“诀”，据全书通例改）：性温味苦而甘（“温”原作“寒”，从《本草发挥》改），气薄味厚，浊而沉降，阴也。其用有三，润肺气一也，消宿食二也（“宿”字原夺，据《本草发挥》补），升滞气三也（“升滞气”《本草发挥》作“下降气”，适与此义反）；麸炒，去皮尖用。

大麦蘖

气温，味咸。补脾胃虚，宽肠胃。捣细，炒黄色，取面用之。

紫　草

气温，味苦。主心腹邪气、五疳，利九窍，补中益气，通水道，疗腹肿胀满（“腹”字原夺，据《汤液本草》补）。去土用茸，锉细用。

苏　木

气平，味甘咸，主破血，产后血胀闷欲死者（“胀闷”原作“肿满”，从《汤液本草》改），排脓止痛，消痈肿瘀血，妇人月经不调，及血晕口噤。

《主治秘要》云（“要”原作“诀”，据全书通例改）：性凉，味微辛，发散表里风气。又云：甘咸，阳中之阴，破死血；锉细用。

燥降收凡二十一味

气之薄者，阳中之阴，气薄则发泄，辛、甘、淡、平、寒、凉是也。

茯　苓

气平，味甘。止消渴（“消”字原夺，据《本草发挥》补；“止消渴”元本作“能止渴”），利小便，除湿益燥，利腰脐间血，和中益气为主。治小便不通，溺黄或赤而不利。如小便利，或数服之，则损人目。如汗多人服之，损元气，夭人寿。医言赤泻白补（“言”原作“云”，从《本草发挥》改），上古无此说。

《主治秘要》云（“要”原作“诀”，据全书通例改）：性温味淡，气味俱薄，浮而升，阳也。其用有五，止泻一也，利小便二也，开腠理三也，除虚热四也，生津液五也；刮皮，捣细用（“用”原作“也”，据文义改）。

泽　泻

气平，味甘。除湿之圣药也（“圣”原作“胜”，从《汤液本草》改）。治小便淋沥，去阴间汗。无此疾服之，令人目盲（“盲”原误作“育”，从《汤液本草》改）。

《主治秘要》云（“要”原作“诀”，据全书通例改）：味咸性寒，气味俱厚，沉而降，阴也。其用有四，入肾经一也，去旧水、养新水二也，利小便三也，消肿疮四也（“肿疮”《本草发挥》作“水肿”）。又云：咸，阴中微阳，渗泄止渴；捣细用。

猪 苓

气平，味甘。大燥除湿（“燥”原作“噪”，从《本草发挥》改），比诸淡渗药（“比”原误作“此”，“诸”字原夺，从《本草发挥》改补），大燥亡津液，无湿证勿服。

《主治秘要》云：性平味淡（“味淡”二字原夺，据《本草发挥》补），气味俱薄，升而微降，阳也（“阳也”二字原夺，据《本草发挥》补）；其用与茯苓同。又云：甘苦，纯阳，去心中懊憹（“中”字原夺，据《本草发挥》补）；去黑皮，里白者佳（“佳”下，元本有“捣细”二字）。

滑 石

气寒（“寒”原作“温”，从《汤液本草》改），味甘。治前阴窍涩不利，性沉重，能泄气，上令下行，故曰滑则利窍（“则”原误作“和”，从《汤液本草》改），不比与淡渗诸药同（“诸药”二字原误作“泄”，据《本草发挥》改）。白者佳，捣细用。色红者服之令人淋。

瞿 麦

气寒，味苦辛（“辛”原作“平”，从《汤液本草》改）。主关格诸癃结（“关格”原作“开膈”，从《汤液本草》改），小便不通，治痈肿，排脓，明目去翳（“翳”

原作“鑿”，从《汤液本草》改），破胎、堕胎，下闭血（“闭”原作“阕”，从《汤液本草》改），逐膀胱邪热（“逐”原作“遂”，从《汤液本草》改）。

《主治秘要》云（“要”原作“诀”，据全书通例改）：阳中之阴，利小便为君，去枝用穗。

车前子

气寒，味甘。阴癃气闭，利水道，通小便，除湿痹，肝中风热冲目赤痛。捣细用。（“阴癃”以下凡二十四字原误作下条“木通”功用，据元本改。）

木　通

气平，味甘。主小便不通，导小肠中热。刮去粗皮用。

（“木通”以下凡二十一字，原夺，据元本补。）

灯草、通草

气平，味甘。通阴窍涩不利（“不利”原作“石通”，从《本草发挥》改），利小便（“便”原作“水”，从《本草发挥》改），除水肿、癃闭（“癃闭”原作“闭治”，从《本草发挥》改）、五淋。

《主治秘要》云（“要”原作“诀”，据全书通例改）：辛甘，阳也（“也”字原夺，据《本草发挥》补），泻肺，利小便，锉细用。

五味子

气温，味酸。大益五脏气。孙真人曰（“孙真人曰”四字原夺，据《本草发挥》补）：五月常服五味子，以补五脏之气。遇夏月季夏之间（“夏”原误作“月”，从《汤液本草》改），令人困乏无力（“无”字原夺，据《汤液本草》补），无气以动，与黄芪（“与”字原夺，据《汤液本草》补）、人参、麦门冬，少加黄柏，锉煎汤服之（“煎”字原夺，据《汤液本草》补），使人精神、元气两足，筋力涌出。生用。

白芍药

气微寒，味酸。补中焦之药，炙甘草为辅，治腹中痛。如夏月腹痛，少加黄芩。若恶寒腹痛，加肉桂一分、白芍药二分、炙甘草一分半，此仲景神品药也。如冬月大寒腹痛，加桂一钱半（“钱”原作“分”，从《本草发挥》改），水二盏，煎至一盏服（“服”字原夺，据《本草发挥》补）。

《主治秘要》云（“要”原作“诀”，据全书通例改）：性寒味酸，气厚味薄，升而微降，阳中阴也。其用有六，安脾经一也，治腹痛二也，收胃气三也，止泻利四也，和血脉五也（“脉”字原夺，据《本草发挥》补），固腠理六也。又云：酸苦，阴中之阳，白补赤散，泻肝补脾胃，酒浸引经，止中部腹痛；去皮用。

桑白皮

气寒，味苦酸。主伤中五痨羸瘦，补虚益气，泻肺气（“泻”原作“除”，从《本草发挥》改），止吐血、热渴，消水肿，利水道。去皮用。

天门冬

气寒，味微苦。保肺气，治血热侵肺，上喘气促。加人参、黄芪，用之为主，神效（“神效”原作“如神”，从《汤液本草》改）。

《主治秘要》云（“要”原作“诀”，据全书通例改）：甘苦，阳中之阴；汤浸，晒干，去心用。

麦门冬

气寒，味微苦甘。治肺中伏火（“伏”原误作“服”，从《汤液本草》改），脉气欲绝（“脉”原作“肺”，从《汤液本草》改）；加五味子、人参二味（“二”原作“一”，从《本草发挥》改），为生脉散（“为”下原衍“之”字，从《汤液本草》删），补肺中元气不足，须用之。

《主治秘要》云（“要”原作“诀”，据全书通例改）：甘，阳中微阴，引经酒浸，治经枯、乳汁不下；汤洗，去心用。

犀　角

气寒，味苦酸。主伤寒、瘟疫头痛，安心神，止烦渴霍乱，明目、镇惊，治中风失音、小儿麸豆、风热惊痫。镑末用（“镑”字原夺，据《汤液本草》补）。

乌　梅

气寒，味酸。主下气，除热烦满，安心调中（“中”原作“下”，从《汤液本草》改），治痢、止渴。以盐豉为白梅，亦入除痰药。去核用。

牡丹皮

气寒，味苦。治肠胃积血，及衄血、吐血必用之药。是犀角地黄汤中一味也。

《主治秘要》云（“要”原作“诀”，据全书通例改）：辛苦，阴中之阳，凉骨热，锉用。

地骨皮

气寒，味苦。解骨蒸肌热，主消渴、风湿痹，坚筋骨。

《主治秘要》云（“要”原作“诀”，据全书通例改）：阴，凉血。去骨用皮，碎用（“碎”元本作“碎碎”二字）。

枳　壳

气寒，味苦。治胸中痞塞（“胸中痞塞”原作“胸寒痞”，从《本草发挥》改），泄肺气。

《主治秘要》云（“要”原作“诀”，据全书通例改）：性寒味苦，气厚味薄，浮而升，微降，阴中阳也。其用有四，破心下坚痞一也，利胸中气二也，化痰三也，消食四也；然不可多用。又云：苦酸，阴中微阳，破气；麸炒，去瓤用（“瓤”原误作“穰”，据元本改）。

琥　珀

气平，味甘。定五脏，定魂魄，消瘀血，通五淋。

《主治秘要》云（“要”原作“诀”，据全书通例改）：甘，阳，利小便，清肺。

连　翘

气平，味苦。主寒热瘰疬，诸恶疮肿，除心中客热，去胃虫，通五淋。

《主治秘要》云（“要”原作“诀”，据全书通例改）：性凉味苦，气味俱薄，轻清而浮升（“而浮”原作“浮而”，从《本草发挥》乙转），阳也。其用有三，泻心经客热一也，去上焦诸热二也（“去”字原夺，据《本草发挥》补），疮疡须用三也；手搓用之。

枳　实

气寒，味苦。除寒热，去结实，消痰癖，治心下痞，逆气，胁下痛。

《主治秘要》云（“要”原作“诀”，据全书通例改）：气味升降，与枳壳同。其用有四，主心下痞一也（“下”字原夺，据《本草发挥》补），化心胸痰二也，消宿食（“宿”字原夺，据《本草发挥》补），散败血三也，破坚积四也（“坚积”原作“积坚”，据《本草发挥》乙转）。又云：纯阳，去胃中湿（“中”字原夺，据《汤液本草》补）；去瓤（“瓤”原误作“穰”，据文义改），麸炒用。

寒沉藏凡十九味

味之厚者，阴中之阴，味厚则泄，酸、苦、咸（“咸”原作“酸”，据《汤液本草》改）、寒是也。

大 黄

味苦，气寒。其性走而不守，泻诸实热不通（“诸实”原作“实诸”，从《本草发挥》乙转），下大便（“便”原作“肠”，从《汤液本草》改），荡涤肠胃中热，专治不大便（“不大便”原作“大小便”，从《汤液本草》改）。

《主治秘要》云（“要”原作“诀”，据全书通例改）：性寒味苦，气味俱厚，沉而降，阴也。其用有四，去实热一也，除下焦湿二也，推陈致新三也，消宿食四也；用之须酒浸煨熟，寒因热用也。又云：苦，纯阴，热淫所胜，以苦泻之；酒浸入太阳，酒洗入阳明，余经不用；去皮锉用。

黄 柏

气寒，味苦。治肾水膀胱不足，诸痿厥，腰脚无力（“脚”字原夺，据《本草发挥》补）。于黄芪汤中少加用之（“少”“之”二字原夺，据《汤液本草》补），使两足膝中气力涌出，痿软即时去矣。蜜炒此一味，为细末，治口疮如神，瘫痪必用之药也。

《主治秘要》云（“要”原作“诀”，据全书通例改）：性寒味苦，气味俱厚，沉而降，阴也。其用有六，泻膀胱龙火一也，利小便热结二也（“小便热结”原作“结小便”，从《本草发挥》改），除下焦湿肿三也（“除”字原夺，据《本草发挥》补），治痢先见血四也，去脐下痛五也（“去脐下痛”原作“脐中痛”，从《本草发挥》改），补肾气不足（“气”字原夺，据《本草发挥》补），壮骨髓六也；二制则治上焦（“则”字原夺，据《本草发挥》补），单制则治中焦（“则”字原夺，据《本草发挥》补），不制则治下焦也（“则”字原夺，据《本草发挥》补）。又云：苦厚微辛，阴中之阳，泻膀胱，利下窍（“利下窍”原作“亦利窍”，从《本草发挥》改），去皮用。

黄　芩

气寒，味微苦。治肺中湿热，疗上热目中肿赤，瘀血壅盛（“血”，《本草发挥》《汤液本草》均作“肉”），必用之药；泄肺中火邪，上逆于膈上，补膀胱之寒水不足，乃滋其化源也。

《主治秘要》云（“要”原作“诀”，据全书通例改）：性凉，味苦甘，气厚味薄，浮而降（“降”原作“升”，从《本草发挥》改），阳中阴也。其用有九，泻肺经热一也，夏月须用二也，去诸热三也，上焦及皮肤风热、风湿四也，妇人产后养阴退阳五也，利胸中气六也，消膈上痰七也（“上痰”原作一“痰”字，从《本草发挥》改)，除上焦及脾诸湿八也，安胎九也；单制、二制、不制，分上中下也。又云：苦，阴中微阳，酒炒上行，主上部积血，非此不能除；肺苦气上逆（“苦”原作“若”，从《本草发挥》改)，急食苦以泄之，正谓此也；去皮锉用。

黄 连

气寒，味苦。泻心火，除脾胃中湿热，治烦躁（“躁”字原夺，据《本草发挥》补)、恶心，郁热在中焦（“焦”原误作“黑”，从《汤液本草》改)，兀兀欲吐、心下痞满（“心下”原作“治心”，从《汤液本草》改)，必用药也（“必用药也”四字原夺，据《汤液本草》补)。仲景治九种心下痞（“治”原作“云”，从《汤液本草》改)，五等泻心汤皆用之（“五等”二字原夺，据《汤液本草》补)。

《主治秘要》云（“要”原作“诀”，据全书通例改)：性寒味苦，气味俱厚（“俱”原作“微”，从《本草发挥》改)，可升可降，阴中阳也；其用有五，泻心热一也，去上焦火二也（“上”《本草发挥》作“中”)，诸疮必用三也，去风湿四也，赤眼暴发五也；去须用。

石 膏

气寒，味辛甘。治足阳明经中热（“足”字原夺，据

《汤液本草》补）、发热、恶热（“热”原作“寒”，从《汤液本草》改）、躁热、日晡潮热（“日”原误作“目”，从《汤液本草》改）、自汗、小便浊赤、大渴引饮、身体肌肉壮热、苦头痛之药，白虎汤是也。善治本经头痛，若无此有余之证（“有”上原衍“证”，“余”下原夺“之”字，据《本草发挥》删补），医者不识而误用之（“误”原作“悮”，“用”字原夺，据《本草发挥》改补），则不可胜救也（“则”原作“有”，从《本草发挥》改）。

《主治秘要》云（“要”原作“诀”，据全书通例改）：性寒味淡，气味俱薄，体重而沉降，阴也；乃阳明经大寒药，能伤胃气（“伤”原作“寒”，“气”字原夺，据《本草发挥》改补），令人不食，非腹有极热者，不宜轻用。又云：辛甘，阴中阳也，止阳明头痛，胃弱者不可服（“弱”原作“若”，“者”字原夺，据《本草发挥》改补），治下牙痛（“治”字原夺，据《本草发挥》补），用香芷为引（“香芷”元本作“香白芷”）；捣细用。

草龙胆

气寒，味大苦。治两目赤肿睛胀（“两”原作“黄”，从《本草发挥》改），瘀肉高起，痛不可忍。以柴胡为主，龙胆为使（“龙胆”二字原夺，据《本草发挥》

补），治眼中疾必用药也。

《主治秘要》云（“要”原作“诀”，据全书通例改）：性寒味苦辛，气味俱厚（“俱厚”元本作“极厚”），沉而降，阴也；其用有四，除下部风湿一也，除湿热二也（“除”原作“及”，从《本草发挥》改），脐下以至足肿痛三也，寒湿脚气四也；其用与防己同。又云：苦（“苦”原误作“若”，据《本草发挥》改），纯阳，酒浸上行，去芦用。

生地黄

气寒，味苦。凉血、补血，补肾水真阴不足（“补”字原夺，据《本草发挥》补）。此药大寒，宜斟酌用之，恐损人胃气。

《主治秘要》云（“要”原作“诀”，据全书通例改）：性寒味苦，气薄味厚，沉而降，阴也；其用有三，凉血一也，除皮肤燥二也（“除”字原夺，据《本草发挥》补），去诸湿热三也（“热”字原夺，《本草发挥》作“涩”，亦难训，暂改作“热”）。又云：阴中微阳，酒浸上行。

知　母

气寒，味大辛。治足阳明火热（“足”字原夺，据《汤液本草》补），大补益肾水（“水”字原夺，据《汤液本草》补)、膀胱之寒。

《主治秘要》云(“要”原作“诀”，据全书通例改)：性寒味苦，气味俱厚，沉而降，阴也；其用有三，泻肾经火一也，作利小便之佐使二也，治痢疾脐下痛三也(“治”字原夺，“脐”原作“腰”，据《本草发挥》补改)。又云：苦，阴中微阳，肾经本药(“经”原作“中”，从《本草发挥》改)，欲上头引经(“欲”字原夺，据《本草发挥》补)，皆酒炒；刮去毛，里白者佳。

汉防己

气寒，味大苦。疗胸中以下至足湿热肿盛(“胸中”《汤液本草》《本草发挥》均作“腰”)，脚气，补膀胱(“补”字原夺，据《本草发挥》补)，去留热，通行十二经(“行”原作“引”，从《本草发挥》改)。

《主治秘要》云(“要”原作“诀”，据全书通例改)：辛苦，阴也(“也”字原夺，据《本草发挥》补)，泄湿气，去皮净用。

茵陈蒿

气寒，味苦平。治烦热，主风湿、风热，邪气热结，黄疸，通身发黄，小便不利(“便”原误作“利”，从《本草发挥》改)。

《主治秘要》云（“要”原作“诀”，据全书通例改）：苦甘，阴中微阳，治伤寒发黄；去枝茎，用叶，手搓（“手搓”元本作“搓用”）。

朴　硝

气寒，味苦辛。除寒热邪气，六腑积聚，结固血癖，胃中饮食热结，去血闭（“去血闭”原作“血闭去”，据文义乙转），停痰痞满，消毒。

《主治秘要》云（“要”原作“诀”，据全书通例改）：芒硝，（“芒硝”以下，《本草发挥》另是一条）性寒味咸，气薄味厚，沉而降，阴也；其用有三，治热淫于内一也（“治”字原夺，据《本草发挥》补），去肠内宿垢二也，破坚积热块三也；妇人有孕忌之。又云：咸寒，纯阴，热淫于内（“热淫于内”《本草发挥》作“去实热”），治以咸寒，正谓此也。

栝蒌根

气寒，味苦。主消渴，身热烦满大热，补虚安中，通月水，消肿毒、瘀血，及热疖毒（元本“热”下有“狂”字）。

《主治秘要》云（“要”原作“诀”，据全书通例改）：性寒味苦，阴也（“也”原作“已”，从《本草发挥》改）；

能消烦渴。又云：苦，纯阴，心中枯渴，非此药不能除。

牡　蛎

气寒，味咸平。主伤寒寒热（“寒”字原夺，据《汤液本草》补）、温疟、女子赤白带，止汗，止心痛（“止”字原夺，据《汤液本草》补），气结大小肠，治心胁痞。

《主治秘要》云（“要”原作“诀”，据全书通例改）：咸，软痞积，烧白捣用。

玄　参

气寒，味苦。治心中懊憹（“中”字原夺，据《本草发挥》补）、烦而不能眠、心神颠倒欲绝，血滞，小便不利。

苦　参　（“参”原误作“辛”，从《汤液本草》改）

气寒，味苦。足少阴肾经之君药也，治本经须用。

《主治秘要》云（“要”原作“诀”，据全书通例改）：苦，阴，气沉逐湿。

川楝子

气寒，味苦平。主伤寒大热、烦躁（“躁”原夺，据《汤液本草》补)，杀三虫疥疡，通利大小便之疾。

《主治秘要》云(“要”原作“诀”，据全书通例改)：入心，止下部腹痛。

香　豉

气寒，味苦。主伤寒头痛、烦躁、满闷，生用之。

《主治秘要》云(“要”原作“诀”，据全书通例改)：苦，阴，去心中懊憹(“中”字原夺，据《汤液本草》补)。

地　榆

气微寒，味甘酸。主妇人乳产、七伤带下、经血不止(元本“经血”作“月经”)、血崩之病，除恶血，止痛疼，疗肠风泄血、小儿疳痢。性沉寒，入下焦，治热血痢。

《主治秘要》云(“要”原作“诀”，据全书通例改)：性微寒，味微苦(“苦”原作“味”，据文义改)，气味俱薄，其体沉而降，阴中阳也，专治下焦血。又云：甘苦，阳中微阴，治下部血，去芦用。

栀　子

性寒，味苦，气薄味厚，轻清上行，气浮而味降，阳中阴也。其用有四，去心经客热一也(“去”字原夺，据《本草发挥》补），除烦躁二也（“躁”原作“燥”，从《本草发挥》改），去上焦虚热三也，治风热四也（“热”字原夺，据《本草发挥》补）。

《主治秘要》云（原无，据全书通例加）：苦，纯阳，止渴。

续添凡四味（此题原夺，据元本补。）

巴豆（“巴豆”原作“芭豆”，从《汤液本草》改）

性热（“热”原误作“熟”，从《本草发挥》改），味苦，气薄味厚，体重而沉降，阴也。其用有三，导气消积一也，去脏腑停寒二也，消化寒凉及生冷硬物所伤三也。又云（“又云”二字原夺，据《本草发挥》补）：辛，阳（“阳”原误作“伤”，从《本草发挥》改），去胃中寒积（“积”原作“湿”，从《本草发挥》改）。

白僵蚕（“僵”原误作“姜”，从《汤液本草》改）

性微温（“性微温”三字原夺，据《本草发挥》补），味微辛，气味俱薄，体轻而浮升，阳也，去皮肤间诸风。

生　姜

性温，味辛甘，气味俱厚（“厚”疑与下条“薄”乙误），清浮而生升，阳也。其用有四，制厚朴、半夏毒一也，发散风邪二也（“发”字原夺，据《本草发挥》补），温中去湿三也，作益胃脾药之佐四也（“药”字原夺，据《本草发挥》补）。

杜　仲

性温，味辛甘，气味俱薄（“薄”疑与上条“厚”乙误），沉而降，阴也（“阴”《汤液本草》《本草发挥》俱作“阳”）。其用壮筋骨，及足弱无力行。

以上诸药，此大略言之，以为制方之阶也，其用有未尽者。

法象余品（原无此题，与前“药类法象”混，今增题以别之。）

蜀葵花：冷，阴中之阳；赤治赤带，白治白带。

梧桐泪：咸；瘰疬非此不能除。

郁金：辛苦，纯阳（“阳”元本作“阴”）；凉心。

款冬花：辛苦，纯阳；温肺止嗽。

香附子：甘，阳中之阴；快气。

大戟（“戟”原误作“战”，据文义改）：苦甘，阴中微阳；泻肺，损真气。

白及：苦甘，阳中之阴；止肺血（“血”字原夺，据

《本草发挥》补)，涩，白蔹同。

甘遂：苦（“苦”元本作“甘”)，纯阳；水结胸中，非此不能除。

蜀漆：辛，纯阳；破血。

射干：苦，阳中之阴；去胃中痈疮。

天南星：苦辛；去上焦痰及头眩运。（元本无“辛”以下九字）

御米壳：酸涩；固收正气（“正气”元本作“上气”)。

胡芦巴：阴；治元气虚寒（“气”原作“脏”，从《汤液本草》改；“寒”原作“冷”，从《本草发挥》改)，及肾经虚冷（“经”字原夺，据《本草发挥》补)。

马兜铃：苦，阴中之阳；主肺湿热（“湿”字《汤液本草》《本草发挥》俱无，疑衍文)，清肺气（“清”原作“温”，从《本草发挥》改)，补肺。

白附子：阳，温；主血痹，行药势（“行”原作“引”，从《汤液本草》改)。

槐花：苦，阴；气薄，凉大肠热。

槐实：苦酸；同上（“同上”原作“上同”，据文义乙转)。

茯神：阳（“阳”原误作“汤”，据元本改)；疗风眩、风虚。

沉香：阳；补肾。

檀香：阳；主心腹痛（“痛”字原夺，据《汤液本草》补）、霍乱、中恶，引胃气上升，进食。

乳香：阳；补肾。

竹叶：苦，阴中微阳；凉心经。

山茱萸：酸，阳中之阴；温肝。

郁李仁：苦辛，阴中之阳（“阴”原作“阳”，从《汤液本草》改）；破血、润燥。

金铃子：酸苦，阴中之阳；心暴痛，非此不能除；即川楝子（“川楝子”下，元本末有“重出”二字，见“寒沉藏”类药）。

草豆蔻：辛，阳；益脾胃，去寒（元本“去寒”下有“重出”二字）。

红花：苦，阴中之阳（“阳”原作“阴”，从《汤液本草》改）；入心养血（元本“养血”下有“即红蓝花”四字）。

朱砂：心热非此不能除。

赤石脂：甘酸，阴中之阳；固脱。

甘菊：苦；养目血。

茜根：阴中微阳（“微阳”原作“之阴”，从《汤液本草》改）；去诸死血。

王不留行：甘苦，阳中之阴；下乳引导用之（“下乳引导用之”原作“引子导利”四字，从《汤液本草》改）。

艾叶：苦，阴中之阳；温胃。

硇砂（“硇”原作“硐”，据文义改）：咸；破坚癖，独不用。

五行制方生克法附汤例（原无此题，据《本草发挥》补。）

夫木、火、土、金、水（“木”原误作“水”，据文义改），此制方相生、相克之法也，老于医者能之。

风

制法：肝、木、酸，春生之道也，失常则病矣；风淫于内，治以辛凉，佐以苦辛，以甘缓之，以辛散之。

暑

制法：心、火（“火”元本作“夏火”）、苦，夏长之道也（“夏”字原夺，据文义补），失常则病矣；热淫于内，治以咸寒，佐以甘苦，以酸收之，以苦发之。

湿

制法：脾、土、甘，中央化成之道也（“央”原误作“方”，“成”原作“生”，从《本草发挥》改），失常则病矣；湿淫于内，治以苦热，佐以咸淡，以苦燥之，以淡泄之。

燥

制法：肺、金、辛（“辛”字原夺，据《本草发挥》补），秋收之道也，失常则病矣；燥淫于内，治以苦温，佐以甘辛，以辛润之，以苦下之。

寒

制法：肾、水、咸，冬藏之道也，失常则病矣；寒淫于内，治以甘热，佐以苦辛，以辛散之，以苦坚之。

注云：酸、苦、甘、辛、咸，即肝木、心火、脾土、肺金、肾水之本也；四时之变，五行化生，各顺其道，违则病生；圣人设法以制其变，谓如风淫于内，即是肝木失常也，火随而炽，治以辛凉，是为辛金克其木，凉水沃其火（“木凉”元本作“本源”二字），其治法例皆如此。下之二方，非为治病而设（“病而”原作一“证”字，从《本草发挥》改），此乃教人比证立方之道（“此乃”原作一“如”字，“比证”原作“此证”，“道”字原夺，据《本草发挥》改补），容易通晓也（“通晓”二字原夺，据《本草发挥》补）。

当归拈痛汤

治湿热为病（“治”原作“以”，“热”字原夺，据《本草发挥》改补），肢节烦痛、肩背沉重（“肩背”原作“背肩”，从《本草发挥》乙转）、胸膈不利、遍身疼、下注于胫肿痛不可忍。经云湿淫于内治以苦温。羌活苦辛，透关利节而胜湿（“而”字原夺，“湿”原作“温”，据《本草发挥》补改）；防风甘辛，温散经络中留湿，故以为君（“君”原作“主”，据文义改）。水性润下，升麻、葛根苦辛平，味之薄者（“者”字原夺，据《本草发挥》补），阴中之阳，引而上行，以苦发之也；白术苦甘温，和中除湿；苍术体轻浮，气力雄壮（“雄”原误作“椎”，从《本草发挥》改），能去皮肤腠理之湿（“腠理”上原衍“开”字，下夺“之湿”二字，从《本草发挥》删补），故以为臣。血壅而不流则痛（“血”原作“止”，从《本草发挥》改），当归身辛温以散之（“辛”字原夺，据《本草发挥》补），使气血各有所归；人参、甘草甘温，补脾养正气，使苦药不能伤胃；仲景云湿热相合，肢节烦痛，苦参（“参”原误作“辛”，从《本草发挥》改）、黄芩、知母、茵陈者，乃苦以泄之也（“以”原作“而”，“也”字原夺，从《本草发挥》改补）；凡酒制药（“药”原作“物”，从《本草发挥》改），以为因用；治湿不利小便，非其治也，猪苓甘温平，泽泻咸平，淡以渗之，又能导其留饮，故以为佐。气味相合，上下分消，其湿气得以宣通矣（“湿”原误作“温”，“以”“矣”二字原夺，从《本草发挥》改补）。

羌活半两　防风三钱，二味为君（“君”原作“末”，从《本草发挥》改）　升麻一钱　葛根二钱　白术一钱　苍术三钱（此下元本有“四味为臣”四字）　当归身三钱（“身”字原夺，据《本草发挥》补）　人参二钱　甘草五钱　苦参二钱，酒浸（“二钱”二字原夺，据《本草发挥》补）　黄芩一钱，炒（“芩”原作“耆”，从《本草发挥》改）　知母三钱，酒洗　茵陈五钱，酒炒　猪苓三钱　泽泻三钱

上锉如麻豆大，每服一两（“一两”下元本有“重”字），水二盏半，先以水拌湿，候少时，煎至一盏，去滓温服，待少时，美膳压之。

天麻半夏汤

治风痰内作，胸膈不利，头眩、目黑、兀兀欲吐、上热下寒、不得安卧，遂处此方（“处此”原作一“取”字，从《本草发挥》改）。云眼黑、头眩，虚风内作（“内”《本草发挥》作“内外”二字），非天麻不能治，故以为君（“故以为君”四字原夺，据《本草发挥》补）。偏头痛乃少阳也，非柴胡不能治（“偏头痛”以下十三字原夺，据《本草发挥》补）；黄芩苦寒酒制炒，佐柴胡治上热，又为引用，故以为臣。橘皮苦辛温，炙甘草甘温（“甘温”原作“温甘”字，从《本草发挥》乙转），补中益气为佐（“中”字原夺，据《本草发挥》补）。生姜、半夏辛温，以治风痰；白茯苓甘平（“平”原误作“草”字，从《本草发挥》改），利小便，导湿热（“热”原作“气”字，从《本草发挥》改），引而下行，故以为使。不数服而见愈（《本草发挥》无“见”，疑衍）。

天麻一钱，君　柴胡七分　黄芩五分，酒制（元本“黄芩”下有旁注“臣”字）　橘皮七分，去白　半夏一钱（“钱”原作“分”，从《本草发挥》改）　白茯苓五分（“白”“五分”原夺，均据《本草发挥》补）　甘草五分（“甘草五分”原夺，据《本草发挥》补）

上锉碎如麻豆大，都作一服，水二盏，生姜三片，煎至一盏，去滓温服。